全国医学类专业"十三五"规划创新教材

精神科护理学

于丽丽　陈　月　陈晓密　主编

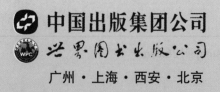

中国出版集团公司

世界图书出版公司

广州·上海·西安·北京

图书在版编目（CIP）数据

精神科护理学 / 于丽丽，陈月，陈晓密主编 . -- 广
州：世界图书出版广东有限公司，2020.8
ISBN 978-7-5192-7858-8

Ⅰ . ①精… Ⅱ . ①于… ②陈… ③陈… Ⅲ . ①精神病
学—护理学—教材 Ⅳ . ① R473.74

中国版本图书馆 CIP 数据核字（2020）第 164542 号

书 名	精神科护理学	
	JINGSHEN KE HULI XUE	
主 编	于丽丽　陈　月　陈晓密	
责任编辑	曹桔方　冯彦庄	
装帧设计	张乾坤	
责任技编	刘上锦	
出版发行	世界图书出版广东有限公司	
地 址	广州市海珠区新港西路大江冲 25 号	
邮 编	510300	
电 话	020-84460408	
网 址	http://www.gdst.com.cn	
邮 箱	wpc_gdst@163.com	
经 销	各地新华书店	
印 刷	三河市天润建兴印务有限公司	
开 本	889 mm×1194 mm　1/16	
印 张	12	
字 数	291 千字	
版 次	2020 年 8 月第 1 版　2020 年 8 月第 1 次印刷	
国际书号	ISBN 978-7-5192-7858-8	
定 价	42.00 元	

咨询、投稿：020-84460408　gdstchj@126.com

全国医学类专业"十三五"规划创新教材

《精神科护理学》编委会

主　编　于丽丽　陈　月　陈晓密

副主编　杨蓓蓓　王　建　郎艳梅　田国美　罗劲梅

编　委（以下排名不分先后）

刁文华　山东中医药高等专科学校

于丽丽　山东中医药高等专科学校

王　建　山东中医药高等专科学校

田国美　湖北三峡职业技术学院

孙　丽　乐山职业技术学院

朱　琳　山东中医药高等专科学校

杨蓓蓓　山东中医药高等专科学校

邱　涛　乐山职业技术学院

陈　月　湘潭医卫职业技术学院

陈晓密　邢台医学高等专科学校

卢　迪　天津医学高等专科学校

郎艳梅　延边大学护理学院

罗劲梅　四川卫生康复职业学院

曹　磊　兴安职业技术学院

前　言

　　精神科护理学是临床护理学的一个重要组成部分，是以临床精神病学为指导，以一般护理学的理论为基础，结合精神障碍的具体特点，从生物、心理、社会三个方面研究和帮助精神障碍患者恢复健康、保持健康的一门学科。随着精神医学和护理学的发展，精神科护理学的相关知识和技能也在不断发展和完善。

　　为适应临床护理和教学工作的需要，根据高职高专培养实用技能型护理人才的目标要求，以"必需、够用"为度，本书借鉴了既往精神科护理学的研究成果，强调理论与实践相结合，对精神科的基础护理和基本技能等作了详细介绍，从而使学生在掌握精神科护理学相关理论知识的同时也掌握必需的护理技能。

　　本书共十五章，严格按照教科书特定的内容与形式编写。第一章主要介绍精神科护理学的发展简史、基本概念、基本任务，精神科护理人员素质要求等内容；第二章介绍精神障碍的基本知识；第三章重点介绍精神科基本护理技能；第四章介绍精神科常见意外事件的防范及护理；第五章论述精神障碍治疗过程的护理；第六至十五章重点介绍常见精神障碍的临床特点与护理。

　　本教材在编写上设置了"学习目标""知识链接""典型病例""护理案例"等栏目，且每章配有相应的练习题，练习题均与护士执业资格考试相接轨，便于学生更好地学习和掌握相关内容。

　　参与本书编写的人员均是精神科护理教学、科研一线的双师型教师，有着丰富的教学经验和实践经验。在编写过程中，各位编委竭尽全力，一丝不苟，强调基本知识要素的掌握，保质保量地完成了编写工作，衷心感谢他们的辛勤付出。同时，本书的编写得到了出版社及参编单位领导的关心和大力支持，在此一并表示衷心感谢！

　　本书在编写过程中，倘有疏漏或不当之处，望读者在使用中多提宝贵意见，使之日臻完善。

编　者

2020年3月

目　录

第一章　绪论

学习目标

1.掌握精神障碍、精神科护理学的概念，以及精神科护理学的基本任务。

2.熟悉精神医学和精神科护理的发展简史和精神科护理人员的素质要求。

3.了解精神科的相关伦理与法律问题。

4.具有爱护患者的高级情感及与患者建立良好关系的意识。

第一节　概述

精神，即心理，是人脑对客观事物的主观反映，通常指人的意识、思维活动和一般心理状态。精神活动是人脑在反映客观事物时所进行的一系列复杂的功能活动。人的精神活动一般受遗传特性和发育水平因素、社会文化与历史背景因素、学习与文化传统因素的影响，因此，在同一自然环境和社会环境中生活的人，其精神活动是千差万别的。

精神卫生，又称心理卫生，是指维护和促进人们的心理健康，预防精神疾病，提高人们对社会生活的适应和改造能力的一些措施和方法。

精神病学（psychiatry）是临床医学的一个分支学科，是研究精神疾病病因、发病机制、临床表现、疾病发展规律及治疗和预防的一门学科。

精神障碍（mental disorders）是一类具有诊断意义的精神方面的问题，其特征是在生物、心理、社会等因素影响下，引起大脑功能活动紊乱，导致认知、情感、意志行为等方面的改变，可伴有痛苦体验或功能损害。

精神科护理学是以临床精神病学为指导，以一般护理学的理论为基础，结合精神障碍的具体特点，从生物、心理、社会三个方面研究和帮助精神障碍患者恢复健康、保持健康的一门学科。

第二节　精神科护理的发展简史

精神科护理是随着精神医学的发展而发展起来的，它的发展无论在国内还是在国外都经历了艰难而漫长的道路。

在中世纪，西方医学已沦为宗教和神学的附庸，出现了严重退步。精神病患者被视为魔鬼附体，被迫送进寺院、收容所，用祷告、符咒、驱鬼等方法进行"治疗"。有危险和攻击性的精神病患者被戴上手铐、脚镣，甚至被捆绑、关入兽笼。中世纪末，精神病患者的境遇更为凄惨，他们的躯体被烙铁烧炙、舌头被长针穿刺，理由是必须要用苦刑来驱除躲藏在他们躯体内部的魔鬼。这成为精神病学史上一个黑暗的时代。

随着18世纪西方工业革命的兴起，科学有了很大的进步，医学也逐渐摆脱了宗教和神学的束缚。法国大革命后，皮奈尔（Pinel，1745—1826）是第一个被任命当"疯人院"院长的医生。他去掉了精神病患者身上的铁链和枷锁，把他们从终身囚禁的监狱生活中解放出来，把"疯人院"变成了医院，从而使医生有可能观察和研究精神疾病的症状及变化，使得当时法国的精神病学有了显著发展。

1860年，护理学的创始人南丁格尔（Nightingale）在英国伦敦创办了第一所护理学校，由此开创了专业性的护理工作先河。1873年，美国的琳达·理查兹（Linda Richards）女士提出了对精神障碍患者的系统护理方案，并主张精神病患者的护理质量应与一般躯体疾病患者护理质量相同，从而奠定了精神护理的基础模式，精神科护理人员的角色开始受到重视，她因此而被称为美国精神科护理的先驱者。1882年，在美国马萨诸塞州的马克林医院创设了专门训练精神科护理人员的护理学校，学制为两年，主要学习保护患者和管理病房的技巧，虽然精神科方面的课程很少，但这个时期为精神科护理的建立与发展奠定了基础。

19世纪末至20世纪初，在精神病学的发展史上也是一个重要的时期。德国的克雷佩林（Kraepelin，1856—1926）以临床观察为基础，认为精神病是一个有客观规律的生物学过程，提出精神疾病可以分为若干类别。由他编写的精神病学教科书包括了病因学分类、症状学和精神疾病的各论，从此精神病学成为独立的学科。

20世纪三四十年代，随着精神医学研究的深入，精神障碍的治疗也发展迅速，许多治疗方法开始在精神科应用，如胰岛素休克疗法、精神外科疗法及电休克疗法等治疗方法相继出现，加上住院患者的增加，对精神科护理提出了新的要求。精神科护士由对患者的生活护理扩展到治疗性护理，要每时每刻注意患者的心理变化，注重心理护理技能的学习和提高。

20世纪50年代以后，精神药物广泛应用于精神病学领域，精神药理学和其他脑科学随之发展起来，促进了当代精神病学的飞跃发展。1963年后，在社区精神卫生运动的推动下，精神病患者的管理模式从医院封闭管理扩展到社区和家庭，精神科护理的工作范围也逐渐扩展至精神障碍的预防、保健及康复。

随着医学模式的转变，现代精神科护理已从传统的生物医学模式扩展至生物—心理—社会综合医学模式，从护理患者的躯体问题扩展至综合护理患者的躯体、心理、社会功能问题，促使患者重返家庭和社会。

我国精神科护理事业是在中华人民共和国成立后才逐渐受到重视的，并在全国各地相继成立了精神病院，增加床位，不断改善设施，制定了规章制度，加强了技术力量，招收护校毕业生从事精神科护理。从此，我国步入科学的精神科护理阶段。医护人员本着人道主义精神把精神病患者从关闭的房间和约束的管理中解放出来，开展和组织患者参加工娱治疗，实行了定期回家看望亲人的制度。

近年来，精神科护理在各项护理及管理制度等方面均有飞快的发展。1985年10月，在山东济南召开了第一次全国精神科护理学术交流会。中华护理学会在1990年成立了全国精神科护理专业委员会，并召开了第二次全国精神科护理学术交流会。1993年3月在南京召开的第三次全国精神科护理学术交流会，极大地促进和推动了我国精神科护理的发展。近年来，由中华护理学会组织的全国精神科护理学术交流会每年举办一次。它是代表我国精神科护理领域最高学术水平的盛会，对我国精神科护理事业的发展具有积极的影响。通过不断探究精神科护理管理与变革护理服务模式，建立适应专业特点的人才培养机制，不断完善和强化精神科护士新知识、新技术，为进一步推动精神科护理发展奠定了坚实的基础。

【知识链接】

精神医学发展的四次革新

第一次革新：法国精神病学家皮奈尔主张人道地对待精神疾病患者。

第二次革新：犹太裔奥地利人弗洛伊德创立精神分析学派，将精神医学带入"心因性疾病论"。

第三次革新：社区精神卫生运动的开展。

第四次革新：生物精神医学的发展。

第三节 精神科护理学的基本任务

精神科护理学的基本任务如下：

（1）研究和实施对精神障碍患者进行科学护理的方法和制度。确保医疗任务的完成和防止发生意外，为患者提供安全、舒适、温馨的治疗和生活环境。维护患者的利益和尊严，防止不良因素给患者造成身心痛苦。

（2）研究和实施接触、观察精神障碍患者的有效途径和技巧。通过有效沟通与患者建立良好的护患关系，探索和理解每个精神障碍患者的正常和异常内心体验，作出正确的护理评估，确立正确的护理目标，从而实施有效的护理措施和开展针对性的心理护理。

（3）研究和实施对各种精神障碍患者治疗过程中的护理。精神障碍患者在药物治疗、电休克治疗、工娱疗法、心理治疗中，护理人员的积极参与和配合对治疗效果起着至关重要的作用。

（4）研究和实施护理观察和记录工作。对精神障碍患者的护理做观察记录是精神科护理人员的一项特殊任务，目的是协助诊断和开展有针对性的护理措施，并为医疗、护理、科研、教学、预防等工作积累资料，以及作为法律和劳动鉴定的参考依据。

（5）研究和实施精神科护理过程中相关伦理和法律问题。尊重精神障碍患者的人格和尊严，维护患者的利益和权利，保证患者的正常生活待遇。

（6）积极开展精神卫生的宣教工作。对患者及家属、社区群众等开展宣传、教育和预防精神障碍的工作，包括普查、培训、随访、设立家庭病床等。

（7）研究和实施精神障碍患者的康复护理，积极开展各种康复活动，让患者恢复生活自理能力及社交能力，促进患者回归社会。

（8）根据马斯洛需要层次理论，了解和分析患者的需要，设法满足其合理需要，并纠正、淡化、去除患者不正常、不合理的需要。

（9）根据精神病学原理，从护理学角度去研究和探索精神障碍患者病态行为的发展规律，以便开展治疗和护理工作。

（10）研究如何提高精神科护理人员的职业道德和业务素质。护理人员应具备健全的人格、稳定的情绪及同理心，尊重、关爱、理解、支持患者，同时提高专业学术水平和科研能力，以更高质量地做好患者的护理工作。

第四节　精神科护理人员素质要求

由于精神障碍的特殊性，从事精神科专业的护理工作者应具备良好的素质。精神科护理人员的素质要求具体体现在以下三个方面，即职业素质、专业素质和心理素质。

一、职业素质

1.具备敬业与奉献精神　精神障碍患者在病态情况下，无法控制自己的言行，常出现一些伤人伤己的行为。精神科护理人员在面临患者暴力行为的威胁和粗暴言语时，应充分理解患者的痛苦，正确认识患者的病态言行，正确认识自己工作的重要意义。要热爱自己的本职工作，不厌其烦地、耐心地为患者服务。

2.尊重、关爱患者　精神科护理人员不能对患者进行人格侮辱、讽刺或讥笑，更不能对患者变相虐待，不得将患者的病情当谈笑资料。应尊重其人格，与其建立良好的护患关系，时刻关爱患者并取得患者的信任与合作，以促进其早日康复。

3.具有慎独精神　"慎独"一词的意思是在独处无人注意自己行为时也要谨慎行事，一丝不苟。精神科护理人员工作的独立性较强，经常要单独值班和处理问题，尤其面对的是精神障碍患者，因此护理人员要自觉坚持原则，实事求是，按科学的规律办事，一丝不苟地执行各项规章制度。一旦发生差错或意外，应立即上报，及时处理。

4.维护患者的权益　护士是患者权益的保护者，要根据患者的需要，提供力所能及的帮助，使患者能获得像常人一样的生活权利；还要保护患者的隐私，使之不受伤害。

二、专业素质

1.丰富的精神医学基本知识　护理人员应具备有关精神障碍、精神卫生的基本知识，如发病因素、临床表现、治疗方法、康复和预防护理等，能够给患者提供良好的治疗环境，训练和指导患者康复，并对其进行精神卫生宣教。

2.娴熟的护理技能　娴熟的护理技术操作要求护理人员动作轻柔、稳妥、熟练、有条有理；各项操作要严格按照规程办事，准确无误；此外，护理操作的质量和效果不仅要患者满意，自己也要满意。

3.勤奋好学、刻苦钻研　精神障碍患者的发病、康复与多学科知识有关，护理精神障碍患者时，精神科护理人员不仅要掌握精神病学、一般医学专业的基本理论和知识，还应掌握心理学、社会学等方面的理论和技能，以期更好地帮助患者康复，提高护理质量。因此，精神科护理人员必须勤奋学习、刻苦钻研，不断扩充新知识，提高实践工作能力，以适应精神科护理工作的需要。

三、心理素质

1.具有健全的人格及稳定的情绪　精神科护理人员在与患者进行护患沟通的过程中，自身的人格特质会对患者产生很大的治疗康复作用。护理人员应加强自身的人格修养，逐渐培养自己健全的人格。此外，护理人员应培养自己稳定、积极、乐观的情绪，增强患者的安全感，给患者心理上的支持和帮助。

2.具有敏锐、果断的心理品质　日常护理工作较为繁杂，患者病情常反复多变、难以预料，这就要求精神科护理人员具有敏锐的观察力，能及时发现患者的各种变化。同时也要具备果断的意志力，能根据不同的变化立即做出正确的决定，采取积极有效的措施，以确保患者安全。

第五节　精神科相关伦理与法律问题

精神障碍患者属于社会的弱势群体，由于长期受到歧视，甚至迫害，至今仍处于社会的边缘状态，在工作、学习、生活、人际交往和医疗等方面，面临着比其他内外科疾病患者更多的困难。为改变这种现状，国际社会、各国政府和广大精神卫生工作者进行了长期不懈的努力。其中一个重要而有效的措施便是开展精神卫生立法。立法既可保护患者的权益、防范对患者的歧视和侵害，同时也可有效地保护其家庭成员和社会大众。

此外，每年的10月10日是世界精神卫生日，由世界心理卫生联合会于1992年发起，并经世界卫生组织确定后开始实行。世界各国每年都为世界精神卫生日准备丰富而周密的活动，包括宣传、拍摄促进精神健康的录像片、开设24小时服务的心理支持热线、播放专题片等。创设世界精神卫生日的目的是提高公众对精神卫生问题的认识，关注心理健康、关心精神疾病患者，鼓励人们在预防和治疗精神障碍方面做出努力。

中国政府对精神障碍患者合法权益保障十分关注。《中华人民共和国宪法》第三十三条规定："中华人民共和国公民在法律面前一律平等。"精神障碍患者作为罹患疾病的公民仍然享有国家法律赋予的各种权利，如人身自由和人格尊严不受侵犯、治疗权、劳动就业权和受教育权、隐私权、获得物质帮助的权利等。《中华人民共和国民法通则》第十七条、第十八条也通过对无民事行为能力或限制民事行为能力的精神障碍患者设置监护人，保护其人身、财产及其他合法权益。

我国于1985年由卫生部组织起草《中华人民共和国精神卫生法（草案）》，同时上海等地也开展了精神卫生地方立法工作。2012年10月26日，全国人大常委会正式通过的《中华人民共和国精神卫生法》以发展精神卫生事业、规范精神卫生服务、维护精神障碍患者的合法权益为宗旨，通过明晰政府和社会职责、体现预防为主、严格诊断和治疗程序、强化康复和保障措施等，全方位规范了精神卫生相关的各项工作及服务的各个环节，使中国精神障碍患者合法权益的保护进入崭新的历史时期。

下面简要介绍国内外有关的主要立法和伦理要求。

（一）人身自由权

精神障碍患者最基本的权益就是人身自由权。《中华人民共和国宪法》第三十七条规定："中华人民共和国公民的人身自由不受侵犯。任何公民，非经人民检察院批准或者决定或者人民法院决定，并由公安机关执行，不受逮捕。禁止非法拘禁和以其他方法非法剥夺或者限制公民的人身自由，禁止非法搜查公民的身体。"《中华人民共和国精神卫生法》更明确规定："精神障碍患者的人格尊严、人身和财产安全不受侵犯。""除法律另有规定外，不得违背本人意志进行确定其是否患有精神障碍的医学检查。"

（二）知情同意权

根据我国相关法律法规，如《医疗事故处理条例》第十一条、《医疗机构管理条例》第三十三条、《中华人民共和国执业医师法》第二十六条等，对患者实施临床治疗或进行实验性临床医疗等医疗、科研活动时，应如实向患者或其家属告知病情、措施、风险等，在取得患者或家属的同意后方可进行。因此，知情同意是我们临床和科研工作中尤其是精神科医疗护理工作中一个必不可少的伦理和法律规定的行为准则。

精神障碍患者行使知情同意权，必须具有给出有效同意的能力，即对某特定的评估或治疗具有理解其目的、性质、可能的作用及风险的能力，也包括在实施治疗过程中配合精神卫生专业人员的能力。由于精神疾病的影响，有些患者在疾病的某些阶段其正确做出决定的能力受到伤害。精神障碍患者在接受医疗护理或参与医学研究的知情同意过程中，有两点值得特别注意：第一，有决定能力的精神障碍患者应由自己完成知情同意过程，这是患者应享有的权利。第二，没有决定能力的精神障碍患者的知情同意过程应由合法代理人完成。合法代理人的等级顺序一般为配偶、父母、其他直系亲属。在国外，有些国家认可患者指定的代理人，如律师、雇主等。判断对知情同意过程有无决定能力包括四个方面：①能否正确理解相关信息；②能否明了自身状况；③能否理性分析接受医疗过程的后果；④能否正确表达自己的决定。

（三）治疗权利

公民无法获取医疗保健是对人权的侵犯，因此保障患者获得恰当的医疗服务也是保障精神疾病患者权益的一项重要内容。联合国《保护精神疾病患者和改善精神保健的原则》指出："人人皆有权得到可获得的最佳精神卫生保健，这种保健应作为健康和社会保健制度的一个组成部分。"该原则还确定了精神障碍患者获得适合个人需要的精神卫生保健和保护个人免受伤害的权利。

（四）保密原则

精神障碍患者有对其自身及疾病和治疗的信息保密的权利。未经本人同意，相关信息不得透露给第三方。精神卫生专业人员有义务遵守专业行为准则，所有参与精神障碍患者治疗的医护人员都有责任防止患者的信息泄露。精神卫生机构的管理人员应该确保使用一定的方式来保护患者的隐私，如建立有效的系统（如电子数据库）来保证只有授权人才可使用患者的临床记录或其他数据记录等。对于住院的患者，医疗机构也有责任保护其正常的通信、会客自由。

（五）民事权利

民事行为能力是指公民能够通过自己的行为取得民事权利和承担民事义务，从而设立、变更或终止法律关系的资格，也就是公民以自己的意志行为独立进行民事活动和对其过失行为承担相应民事责任的能力。多数精神障碍患者具有对影响其生活的重要事件做出正确选择和决定的能力，即具有民事行为能力，但少数严重患者的这种能力可能受损。

《中华人民共和国民法通则》规定：完全民事行为能力人是指18周岁以上的成年人，或者16周岁以上不满18周岁但以自己的劳动收入为主要生活来源者；限制民事行为能力人则指10周岁以上的未成年人或者不能完全辨认其行为的精神病患者；无民事行为能力者为不满10周岁的未成年人以及不能辨认其行为的精神病患者。对精神障碍患者民事行为能力的鉴定，需要根据医学要件（是否为精神疾病患者）和法学要件（对民事行为辨认能力状况）两个要素相结合的原则进行。

（六）劳动就业和受教育的权利

保护精神障碍患者劳动就业权利及适龄儿童青少年受教育的权利，有利于患者康复，重返家庭和社会。我国一直提倡精神障碍患者在痊愈后即享有与普通人同等的就学就业权利，不应受到社会的歧视。《中华人民共和国精神卫生法》第五十八条规定："用人单位应当根据精神障碍患者的实际情况，安排患者从事力所能及的工作，保障患者享有同等待遇。"第七十条规定："县级以上地方人民政府及其有关部门应当采取有效措施，保证患有精神障碍的适龄儿童、少年接受义务教育，扶持有劳动能力的精神障碍患者从事力所能及的劳动，并为已经康复的人员提供就业服务。"这些条款均是精神障碍患者受教育、劳动就业权利的法律保障，确保患者不会在发病期间被解雇或退学，并保证精神障碍治疗痊愈或好转后，同样有权获得平等的受教育和就业机会，不因曾患精神疾病而受歧视和被剥夺相关资格。

练习题

一、选择题

1.美国精神科护理人员的先驱者是（　　　）。

　　A.南丁格尔　　　　　　　　B.亚里士多德　　　　　　　　C.希波克拉底

　　D.弗洛伊德　　　　　　　　E.琳达·理查兹

2.18世纪末，大胆去掉精神病患者身上枷锁的医生是（　　　）。

　　A.皮奈尔　　　　　　　　　B.琳达·理查兹　　　　　　　C.希波克拉底

　　D.弗洛伊德　　　　　　　　E.亚里士多德

3.精神医学的第四次革新运动是（　　　）。

　　A.去掉精神病患者身上铁链　　B.心因性疾病论　　　　　　C.社区精神卫生运动的开展

　　D.生物精神医学的发展　　　　E.描述性精神医学的创立

4.精神病学的第二次革新运动代表人物奥地利的精神分析学家（   ）创立了心理分析理论。

    A.克雷丕林   B.仲斯   C.弗洛伊德

    D.皮奈尔   E.亚里士多德

5.20世纪50年代以后，何种精神药物的问世，促进了生物精神医学的发展？（   ）

    A.阿司匹林   B.奋乃静   C.氯丙嗪

    D.氯氮平   E.奥氮平

6.下列哪项属于精神科护理人员所应具备的心理素质？（   ）

    A.敬业奉献精神   B.尊重、关爱患者   C.稳定的情绪

    D.具有慎独精神   E.维护患者的利益

7.世界精神卫生日是每年的哪一天？（   ）

    A.3月25日   B.9月15日   C.10月15日

    D.10月10日   E.11月10日

8.精神科护理相关的伦理主要包括（   ）。

    A.人身自由权   B.知情同意权   C.保密原则

    D.治疗权利   E.以上均是

二、思考题

1.简述精神科护理的概念。

2.试述精神科护理人员的素质要求。

3.试述精神科护理学的基本任务。

第二章　精神障碍的基本知识

学习目标

1. 掌握精神症状的共同特点及精神障碍的各种症状表现。
2. 熟悉精神障碍的分类。
3. 了解精神障碍的发病因素。
4. 学会识别常见的精神症状。

第一节　精神障碍的病因学

精神障碍的病因学是一个复杂而又十分重要的课题，也是目前精神医学基础理论中亟需研究的重要内容之一。多年来专家、学者对精神障碍的病因做了大量的探索性研究，虽然还没有找到确切的病因与发病机制，但人们对精神障碍的认识已有了很大进步和提高。精神障碍与其他躯体疾病一样，是生物、心理、社会因素相互作用的结果。

一、生物学因素

影响精神健康或精神疾病的主要生物学因素大致可分为以下几个方面。

（一）遗传因素

大量临床研究资料证实，遗传因素对一些精神障碍的发病有较明显的作用。遗传学家认为，任何精神障碍都是个体遗传因素和环境因素共同作用的结果。目前，比较公认的一些精神障碍（如精神分裂症、情感性精神障碍、人格障碍、精神发育迟滞等），遗传因素均起了决定作用。但绝大多数的精神障碍都不能用单基因遗传来解释。它属于一种多基因遗传方式，多种致病基因没有哪一个起决定性作用，都只起微弱的致病作用。因此，与单基因遗传不同的是，遗传者表现的只是一种患病倾向或患病素质，只有那些遗传素质为易感性的个体才会发病，而且其严重程度、持续时间及预后也因人而异。

（二）感染因素

各种感染均可引起精神障碍。病原体可为细菌、病毒、寄生虫、螺旋体等。最常引起精神障碍的感染有败血症、流行性感冒、肺炎、脑炎等，均可影响大脑功能活动并使之失调，发生暂时或持久的精神障碍。

（三）化学因素

各种对中枢神经系统有害的物质均可引起精神障碍。常见的有镇静催眠药、阿片类物质、酒精、工业毒素、农药、有毒食物或物质等。特别是阿片类物质（如吗啡、海洛因等）导致的精神障碍已成为全球性问题，并有上升趋势，需引起重视。

（四）颅脑及内脏器官疾病

1. 颅脑疾病   颅脑损伤、脑血管病变、颅内肿瘤等疾病是引起脑器质性精神障碍的主要原因，特别是脑的弥漫性损害和位于额叶、颞叶、胼胝体、基底节和边缘系统的病变更易引起精神障碍。

2. 内脏器官疾病   呼吸系统、循环系统、消化系统、泌尿系统、内分泌、代谢和结缔组织等疾病，若引起水、电解质失衡和各脏器缺氧、衰竭等影响大脑功能或发生脑器质性病损，均可导致精神障碍。常见如肝性脑病、肺性脑病、肾性脑病等。

（五）其他生物学因素

年龄和性别对某些精神障碍的发病有重要影响。不同年龄可发生不同类型的精神障碍，如儿童少年期大脑功能尚未发育完全，易受到损害，可出现精神发育迟滞和各类儿童期精神障碍；随着年龄的增长，老年人的大脑功能有所减退，阿尔茨海默病的发病率则迅速增加。此外，某些精神障碍的患病率在性别方面也有明显差异，如抑郁症、阿尔茨海默病等以女性患者多见，而物质依赖、人格障碍等则以男性患者多见。

二、心理因素

心理因素包括人格特征和心理应激两个方面。

（一）人格特征与精神障碍

人格是个体心理素质的体现，人格的形成与先天的生物学基础及后天的生活环境均有密切的关系。一个人在他的人格特征中，有一种或一种以上的表现强度明显地超过了正常范围，就是异常人格，也称人格偏离；如果这种人格偏离对自身或社会造成了危害，我们称之为人格障碍。有些人格障碍与精神障碍关系十分密切，如具有表演型人格的人容易罹患癔症，具有强迫性人格的人容易罹患强迫症，分裂型人格障碍者则患精神分裂症的可能性较大。

（二）应激与精神障碍

"应激（stress）"一词由加拿大病理生理学家汉斯·席尔（Hans Selye）提出，是指在生物学上有刺激与反应的相反理解。心理应激通常是指生活中某些事件引起个体精神紧张和感到难以应付而造成心理压力。任何个体都不可避免地会遇到各种各样的生活事件，这些生活事件常常是个体产生应激反应的应激源。其中恋爱婚姻与家庭内部问题、学校与工作场所中的人际关系常是应激的主要来源。社会生活中的一些共同问题，如战争、洪水、地震、交通事故、种族歧视等，以及个人的某种特殊遭遇，如身体的先天或后天缺陷，某些遗传病、精神病、难治性疾病、被虐待、遗弃、强暴等是应激的另一重要来源。

三、社会因素

个体处于经常变动的社会环境中，在生命不同时期接受不同的社会影响，如幼年期主要受家庭环境的影响，入学后受学校环境的影响，进入社会后受到社会的影响，变化更多，情况更为复杂。就整体而言，一个社区、一个国家、一个社会及国际社会都会对个人的行为和健康产生影响。

（一）文化因素

个体所处的文化背景对其身心健康可产生重要影响。如不同文化教育背景下的精神分裂症患者，其妄想的具体内容有很大差异：文化程度偏低的农村居民，其幻觉、妄想内容多简单贫乏，常与封建迷信思想有关，如鬼神附体等；而文化程度较高的城市居民，其妄想内容多与科技有关，如电波、激光、卫星和物理仪器的影响等。此外，从病种上看，农村居民中癔症、反应性精神障碍、与迷信巫术相关的精神障碍较多见，城市居民中偏执性精神障碍、强迫症、神经衰弱、疑病症等较多见。这些现象说明文化因素对精神障碍发病及心理健康的影响不容忽视。

（二）环境因素

环境因素包括自然环境和社会环境两方面因素的影响，如环境恶化、工业化进程、社会巨大变革等会对精神障碍的发生产生较大的影响。这些因素可增加心理和躯体应激，使人们长期处于烦闷、紧张、兴奋或焦虑、抑郁、不安等状态下，容易罹患各类精神障碍。

总之，对精神障碍病因学的探讨，生物学因素、心理因素及社会因素在精神障碍的发生、发展中起着非常重要的作用，但也不能截然分开。三种因素相互作用、相互影响，共同影响人类行为。

第二节　精神障碍的分类

精神障碍的分类是将纷繁复杂的精神现象根据拟定的标准加以归类。通过制定精神障碍的分类与诊断标准，不仅促进互相交流、合理的治疗，有利于临床实践，而且在探讨各种精神障碍的病理生理机制、疾病预防与护理、预测疾病的转归及合理用药等方面，也都发挥着重要作用。

【知识链接】

精神障碍分类的意义

20世纪中叶以前，精神障碍没有国际公认的分类，各国所采用的诊断体系不一，名词繁多而易混淆，研究无法相互比较，学术成果难以交流。在精神障碍中，诊断标准与分类学原则的制定对整个学科的发展具有划时代的重大意义，使各国之间与一国各地之间、各种学术观点流派之间有了相互交流的共同语言。用描述性的或纪实的方法将临床表现与病程基本相同的病例集为一类，将临床表现与病程显著不同的病例划分为不同的类别，有利于制订不同的治疗方案，有助于预测不同的疗效和预后，探索不同的病因。采用统一的诊断标准与分类方案，有助于教学方案与教学计划的趋同、科研资料收集的一致性与科研结果及发现的可比性。

目前常用的精神障碍分类系统包括疾病及有关保健问题的国际分类（ICD系统）、美国精神障碍诊断与统计手册（DSM系统）、中国精神障碍分类与诊断标准（CCMD系统）。

《中国精神障碍分类与诊断标准第3版（CCMD-3）》（以下简称CCMD-3），将精神疾病分为十大类。CCMD-3兼顾症状学分类和病因病理学分类方向，如器质性精神障碍、精神活性物质和非成瘾物质所致精神障碍、应激相关障碍中的某些精神障碍按病因病理分类，而功能性精神障碍采用症状学的分类。

CCMD-3主要分类如下：

（1）器质性精神障碍；

（2）精神活性物质或非成瘾物质所致精神障碍；

（3）精神分裂症和其他精神病性障碍；

（4）心境障碍（情感性精神障碍）；

（5）癔症、应激相关障碍、神经症；

（6）心理因素相关生理障碍；

（7）人格障碍、习惯与冲动控制障碍、性心理障碍；

（8）精神发育迟滞与童年和少年期心理发育障碍；

（9）童年和少年期多动障碍、品行障碍、情绪障碍；

（10）其他精神障碍和心理卫生情况。

第三节　常见的精神症状

精神症状是异常精神活动的表现，涉及人们精神活动的各个方面，并通过人的外显行为，如仪表动作、言谈举止、神态表情及书写内容等表现出来。由于许多精神障碍病因不明，缺乏有效的生物学诊断指标，精神障碍的诊断主要通过病史采集和精神检查，发现有关精神症状，然后通过综合分析和判断而得出。每种精神症状均有各自不同的表现，并具有以下共同特点：①症状的出现和消失不受患者意识的控制；②症状的内容与周围客观环境不相称；③症状给患者带来痛苦或不同程度的社会功能损害。因此，学习正确辨认精神障碍的症状，是做好精神科护理工作的第一步。

人类的正常精神活动，可以按心理学概念分为认知过程、情感过程和意志行为过程。精神障碍的症状也按以上三个过程的障碍来分别加以讨论。

一、认知过程障碍

认知过程包括感觉、知觉、思维、记忆、注意等。

（一）感觉障碍

感觉是大脑对客观刺激作用于感觉器官所产生对事物个别属性的反映，如形状、颜色、大小、重量和气味等。感觉障碍是指人脑对事物个别属性的认识发生了歪曲，包括如下形式：

1.感觉过敏　是指对外界一般强度的刺激感受性增高，对一般性刺激难以忍受。如感到阳光特别刺眼、声音特别刺耳、轻微的触摸皮肤感到疼痛难忍等。多见于神经症、更年期综合征等。

【典型病例】••

女，46岁，更年期焦虑。患者称近1年来心烦、出汗，特别害怕风吹的感觉。尽管就诊时已是春末气候，别人已穿单衣或裙子，她仍棉衣裹身。问其故，称："风吹得皮肤疼，像寒风一样刺骨……"

2.感觉减退 是对外界一般刺激的感受性减低，患者对强烈的刺激感觉轻微或完全不能感知（后者称为感觉缺失）。如对强烈的疼痛几乎感知不到，对鲜亮的颜色感到模糊，对高亢的声音感到低钝。多见于抑郁状态、木僵状态和意识障碍。感觉缺失较多见于分离（转换性）障碍。

3.内感性不适 又称体感异常，系指躯体内部产生的各种不舒适或难以忍受的异样感觉，但指不出具体的部位，感觉较模糊。如牵拉、挤压、游走、溢出、转动、蚁爬感等，可继发疑病观念。多见于疑病症、精神分裂症、抑郁发作和躯体形式障碍等。

（二）知觉障碍

知觉是一种对事物的各种不同属性及它们相互关系的整体反映。知觉障碍是精神科临床上很常见的，而且是许多精神障碍的主要症状。常见的知觉障碍有错觉、幻觉和感知综合障碍。

1.错觉 是指对客观事物歪曲的知觉，也是把实际存在的事物歪曲地感知为与实际完全不相符的事物。临床上多见错听和错视，如谵妄的患者把输液瓶标签上的一条黑线看成是蜈蚣在爬动。正常人在光线暗淡、恐惧、紧张和期待等心理状态下也可产生错觉，如"杯弓蛇影""草木皆兵"，经验证后可以认识纠正，而病理性错觉常在意识障碍时出现，常带有恐怖色彩，多见于器质性精神障碍的谵妄状态。

2.幻觉 是指没有现实刺激作用于感觉器官时出现的知觉体验，是一种虚幻的知觉。如无人在场时，患者听到责骂他的声音，或看到某人在窗外。幻觉是临床上常见而且重要的精神病性症状，常与妄想合并存在。

（1）根据其所涉及的感官分为幻听、幻觉、幻嗅、幻味、幻触、内脏性幻觉等。

1）幻听：临床上最常见，可听到单调的或复杂的声音，其内容多种多样。如机器轰鸣声、流水声、鸟叫声。如果患者听到的是人讲话的声音，则称为言语性幻听。若幻听的内容有命令的特点时称为命令性幻听，有评议的特点时称为评议性幻听。最多见的是言语性幻听。幻听常影响思维、情感和行为，如侧耳倾听，甚至与幻听对话，破口大骂，也可能出现自杀及冲动毁物的行为。常见于精神分裂症。

【典型病例】••

男，20岁，精神分裂症。近3个月时常听到有人在他耳边说话，时远时近，有男有女，有人议论其缺点，有人侮辱、谩骂他，为此常自言自语或对空说话，极其恼怒。

2）幻视：为常见的幻觉形式。内容丰富多样，形象可清晰、鲜明和具体，但有时也比较模糊。从单调的光、色、各种形象到人物、景象、场面等。有意识障碍时，幻视多为生动鲜明的形象，并常带有恐怖性质，因而容易引起患者的情感反应，如谵妄性幻视。精神分裂症的幻视常常是在意识清晰状态时出现，其内容一般比较单调，不容易引起患者的情感反应。

【典型病例】 ··

　　男，61岁，帕金森病。患者四肢僵硬，行走困难伴震颤近20年。入院前2天病情加重，入院当晚表现：夜不眠，站于走廊的灯光下，告诉医师自己头顶上有四个"小鬼"在盯着他，以至于不敢睡觉，并且不时向上看，表情恐慌。

　　3）幻嗅：患者闻到一些难闻的气味，如腐败的尸体味、化学物品烧焦味、浓烈刺鼻的药物气味等，往往引起患者产生不愉快的情绪体验，常与其他幻觉和妄想结合在一起。如患者坚信他所闻到的气味是坏人故意放的，从而加强了被害妄想，可表现为捏鼻子或拒食。可见于精神分裂症。单一出现的幻嗅，需考虑颞叶癫痫或颞叶器质性损害。

　　4）幻味：较少见，患者尝到食物内有某种特殊的怪味道，因而拒食。常继发被害妄想，主要见于精神分裂症。

　　5）幻触：患者感到皮肤或黏膜上有某种异常的感觉，如麻木感、通电感、虫爬感、针刺感等，也可有性接触感。可见于精神分裂症或脑器质性精神病。

　　6）内脏性幻觉：躯体内部某一部位或某一脏器的一种异常知觉体验。患者能清晰描述自己的某一内脏在扭转、断裂、穿孔、腹腔内有虫爬行等，常与疑病妄想、被害妄想等伴随出现，多见于精神分裂症和抑郁发作。

　　（2）就幻觉体验的性质，可分为真性幻觉和假性幻觉。

　　1）真性幻觉：患者体验到的幻觉形象鲜明，与外界客观事物形象一样，存在于外部客观空间，是通过感觉器官而获得的。患者常叙述这是他亲眼看到的、亲耳听到的。因而患者常常坚信不疑，并对幻觉作出相应的情感与行为反应。

　　2）假性幻觉：来源于主观空间以内，幻觉形象不够鲜明生动，如脑内、体内。幻觉可不通过感觉器官而获得，如听到肚子里有说话的声音，可以不用自己的眼睛就能看到头脑里有一个人像。虽然幻觉的形象与一般知觉不同，但是患者却往往非常肯定地认为他的确是听到了或看到了，因而对此坚信不疑。

【典型病例】 ··

　　男，19岁，精神分裂症。患者称近2年来"背后一直有一双凶神恶煞的眼睛盯着我，我不用回头，脑子就能感觉到"，并称"虽然不是眼睛看到的，但和眼睛看到的效果一样……"

　　3.感知综合障碍　　是指患者对客观事物的整体属性能正确感知，但对某些个别属性如大小、形状、颜色、距离、空间位置等产生错误的感知。感知综合障碍有以下几种常见形式：

　　（1）视物变形症：患者看到周围的人或物体的大小、形状、体积等发生了改变。看到物体的形象比实际增大称作视物显大症，比实际缩小称为视物显小症。如患者家里养了一只小宠物狗，看着像动物园里的老虎一样大。

【典型病例】 ··

　　男，31岁，精神分裂症。患者近两个月来反复照镜子，自称看到自己的鼻子又大又丑，就连毛孔也变得十分粗大，看上去坑坑洼洼的，心里十分难过。尽管家人都称没看到变化，多方劝解，但患者仍坚信不疑，要求整形美容。

（2）空间感知障碍：患者感到周围事物的距离发生改变，如候车时汽车已驶进站台，而患者仍感觉汽车离自己很远。可见于癫痫、精神分裂症等。

（3）时间感知障碍：患者对时间的快慢出现不正确的知觉体验。如感到时间在飞逝，似乎身处于"时空隧道"之中，外界事物的变化异乎寻常地快；或者感到时间凝固了，岁月不再流逝，外界事物停滞不前。常见于情感性精神障碍、精神分裂症等。

（4）非真实感：患者感到周围事物和环境发生了变化，变得不真实，视物如隔一层帷幔，像是一个舞台布景，周围的房屋、树木等像是纸板糊成的，毫无生机；周围人似没有生命的木偶等。常见于抑郁发作、精神分裂症等。

（三）思维障碍

思维是人脑对客观事物间接概括的反映，是人类认识活动的最高形式。由感知所获得的材料，经过大脑的分析、比较、综合、抽象和概括而形成概念，在概念的基础上进行判断和推理，这整个过程称为思维。思维是通过言语或文字来表达。正常人的思维有以下几个特征：①目的性，思维指向一定的目的，解决某一问题；②连贯性，指思维过程中的概念是前后衔接、相互联系的；③逻辑性，指思维过程符合思维逻辑规律，有一定的道理；④实践性，正确的思维是能通过客观实践检验的。上述特征无论哪方面受损，都会表现出症状，鉴于思维是人脑复杂功能的体现，在精神科临床上症状种类也最为多见，为了便于描述，下面从思维形式和思维内容两个方面分述常见的思维症状。

1.思维形式障碍　包括联想障碍和思维逻辑障碍。常见的症状如下：

（1）思维奔逸：是一种兴奋性的思维联想障碍，指思维联想速度加快、数量增多、内容丰富生动。思维有一定的目的性，说话滔滔不绝、出口成章，能言善辩，口若悬河，且有夸大色彩，诉述时脑子反应快、特别灵活，思维敏捷，概念一个接一个地不断涌现出来。说话增多、语速加快，说话的主题极易随环境而改变（随境转移），也可有音韵联想（音联）或字意联想（意联）。由于思维常转换主题，不能贯彻到底，往往一事无成，缺乏客观效果。此症状多见于躁狂发作。

【典型病例】··

男，32岁，双相障碍——躁狂相。医师查房时问其感觉如何，他大声回答说："很好，好得不得了，精神抖擞，能让地球抖三抖；我力大无穷，穷则思变，我变换万千让你看看。"发现旁边有把空椅子，即热情招呼医师坐下，并又对医师大加赞赏一番……

（2）思维迟缓：是一种抑制性的思维联想障碍，指联想速度减慢、数量的减少和困难。患者表现为言语缓慢、语词量少、语声低沉、反应迟钝。患者自觉脑子变笨，反应慢，思考问题困难，回答问题非常困难。患者感到"脑子不灵了""脑子迟钝了"，多见于抑郁发作。

（3）思维贫乏：指联想数量减少，概念与词汇贫乏。患者体验到脑子空洞无物，没有什么东西可想。表现为沉默少语，谈话言语空洞单调或词穷句短，回答简单。严重的患者也可以什么问题都回答不知道。常见于精神分裂症、脑器质性精神障碍和精神发育迟滞。

（4）思维散漫：指思维的连贯性障碍。患者思维活动表现为联想松弛，内容散漫，对主题及用意不易理解，一个问题与另外一个问题之间缺乏联系，缺乏一定的逻辑关系。说话东拉西扯，以致别人弄不懂他要阐述的是什么主题思想。对问话的回答不切题，感到交谈困难。多见于精神分裂症和精神发育迟滞。

【典型病例】·····

男，46岁，精神分裂症。医师问他家住哪里，患者答："今天说说房价的问题，这个房价啊，你知道吧，肯定是有原因的，这个原因你看，和人民生活水平……对吧，所以呢，咱们就得说说这个房价问题，这个房价问题啊，对吧……"

（5）思维破裂：表现为思维联想缺乏内在的连贯性和应有的逻辑性。概念之间联想的断裂，建立联想的各种概念内容之间缺乏内在联系。表现为患者的言语或书写内容有结构完整的句子，但各句含义互不相关，变成语句堆积，整段内容令人不能理解；严重时，其言语支离破碎，个别词句之间也缺乏联系，成了语词杂拌。多见于精神分裂症、脑器质性精神障碍等。

【典型病例】·····

女，16岁，精神分裂症。医师问她感觉自己有病没有，身体怎样，患者答："没有，天上有太阳，地老天荒，爱情没有意义……让我出去吧，工人下岗了，谁都可以买宅基地……"

（6）病理性赘述：表现为在叙述事物时，对细节问题做不必要的、过分详细的赘述，以致主题不突出，一些无意义的繁文细节掩盖了主题，思维活动停滞不前、迂回曲折，联想枝节过多，无法简明扼要，一定要按他原来的方式讲完。多见于癫痫、老年痴呆及其他脑器质性精神障碍。

【典型病例】·····

男，56岁，阿尔茨海默病。医师询问患者家庭成员时，患者回答说："我家以前很偏，周围都是菜地，没有人……现在城市发展了，坐上了公交车，坐到这儿20分钟就到了。以前住的是平房，现在单位分了楼房，四楼三室一厅，就住在北环路，家里的人很多……"

（7）思维中断：又称思维阻滞。患者无意识障碍，又无外界干扰等原因，思维过程突然出现中断。表现为患者说话时突然停顿，片刻之后又重新说话，但所说内容不是原来的话题。有的患者感觉当时自己的思维好像被某种外力给吸走了，称思维被夺。多见于精神分裂症。

（8）思维插入：患者感到有某种思想不是属于自己的，是别人强行塞入其脑中，往往突然出现，迅速消失。多见于精神分裂症。

（9）思维云集：又称强制性思维。患者体验到强制性地涌现大量无现实意义的联想，甚至是患者十分厌恶的意念。多见于精神分裂症、脑外伤伴发的精神障碍等。

（10）思维鸣响：又称思维化声。患者思考时体验到自己的思想同时变成了言语声，自己和他人均能听到。多见于精神分裂症。

（11）思维扩散：患者体验到自己的思想一出现，即尽人皆知，感到自己的思想与人共享，毫无隐私而言，称为思维扩散。也有患者认为自己的思想通过广播而被扩散出去，称为思维被广播。多见于精神分裂症。

（12）象征性思维：属于概念转换，患者以无关的具体概念代替某一个抽象概念，不经患者解释，旁人无法理解。如患者经常反穿衣服，以表示自己为"表里合一、心地坦白"。常见于精神分裂症。正常人可有象征性思维，如鸽子代表"和平"、绿色代表"健康"或"安全"等，但正常人的象征性思维是以传统和习惯为基础的，与文化背景相符，人们之间彼此能够理解。

【典型病例】••

男，18岁，精神分裂症。患者住院期间总是用一条红线把自己系在暖气片上。问其故，答称："红线代表无产阶级；暖气片是工人制造的，代表工人阶级。我是知识分子，把自己系在暖气片上表示知识分子要和工人阶级永远团结在一起……"

（13）逻辑倒错性思维：患者的推理缺乏逻辑根据，既没有前提也无根据，或因果倒置，推理离奇古怪，不可理解。常见于精神分裂症。

【典型病例】••

女，28岁，精神分裂症。患者拒绝食用多种食品，称"植物和动物有着共同的祖先，而人是从动物进化来的"，所以她认为："人吃蔬菜和肉如同杀人害命。"

（14）语词新作：患者自创新词或新字，或用图形或符号代替某些概念，或赋予特殊含义，其特殊意义只有他自己才能理解。这类新造的词和字可能由几个不同的概念凝缩而成，也可能是常用字的加工改造。例如，"罗"指一昼夜，"%"意思是离婚，"∞"表示亲密友好。多见于精神分裂症。

【典型病例】••

男，18岁，精神分裂症。患者在院期间认为人的心脏的位置不在正中间，就将所有包含"心"笔画的字，把"心"都写在一边，如把思改为"忄田"，想字写为"忄相"……

2.思维内容障碍　　主要是指妄想而言的，有学者把超价观念或强迫观念也纳入其中。

妄想是一种在病理基础上产生的歪曲的信念、病态的推理和判断。妄想是思维内容障碍中最常见、最重要的症状。有以下特征：①妄想的内容与事实不符，没有客观现实做基础，但患者坚信不移；②妄想内容均涉及患者本人，与本人利害相关；③妄想具有个人独特性；④妄想内容因文化背景和个人经历而有所差异，但常带有浓厚的时代色彩。

妄想可分为原发性妄想和继发性妄想。原发性妄想是没有发生基础的妄想，患者突然感到当时所处环境发生了与其本人有关的异常气氛和情况，且多具有威胁性，内容不可理解，与既往经历、当前处境无关，也不是来源于其他异常心理活动的病态信念，是诊断精神分裂症的主要症状。继发性妄想是发生在其他病理心理基础上的妄想，或在某些妄想基础上产生另一种妄想等。常见于多种精神障碍。

根据妄想的结构还可分为系统性妄想和非系统性妄想两种。系统性妄想的结构相对紧密，联系性强，常见于偏执性精神病或精神分裂症偏执型；非系统性妄想则相反，其逻辑更加荒谬，结构严谨性、联系性更差，常见于精神分裂症青春型和脑器质性精神障碍等。

临床常根据妄想涉及的内容进行分类，常见的有以下几种：

（1）被害妄想：患者无中生有地坚信周围某些人在跟踪、监视、诽谤、投毒等。被害妄想常与关系妄想同时存在。如某精神分裂症患者认为有人往饭菜里放毒，家中的饮用水中也有毒，有人故意要害他。患者受妄想的支配可拒食、控告、逃跑或采取自卫、自伤、伤人等行为。多见于精神分裂症、偏执性精神障碍。

【典型病例】..

女，36岁，已婚，精神分裂症。患者近半年来常独居一处，不与家人一起生活，平时自己买饭、烧水等，从不吃别人给自己做的饭、喝别人烧的水，对丈夫和孩子也不放心，戒备心强。她说："他们一直想害死我，看我不注意，就往饭里或水里放毒，特别是我的丈夫，一心想让我死，他想找好的。"

（2）关系妄想：患者将环境中与自己无关的事物都认为与自己有关。如认为周围的人在一起说话聊天是在议论自己，别人吐痰是在蔑视自己，别人的一举一动都与自己有一定的关系。常与被害妄想伴随出现，主要见于精神分裂症。

【典型病例】..

女，21岁，精神分裂症。患者近1年来不愿出门，也不与人接触，她苦恼地说："路上的人特别注意我，他们的一举一动都是针对我的，有的人看到我就咳嗽，甚至吐痰，就是看不起我，故意贬低我。电视、电台、电影、报刊均含沙射影地评论我，说我这个人没有修养、素质差，说我是垃圾。"

（3）夸大妄想：患者认为自己有非凡的才智、至高无上的权力和地位、大量的财富和发明创造，或认为自己是名人后裔。常见于躁狂发作、精神分裂症、慢性酒精中毒或其他脑器质性障碍等。

（4）物理影响妄想：又称被控制感，患者认为自己的思想、情感和意志行为都受到外界的干扰、控制、支配、操控，如受到电波、电脑、超声波或特殊的先进仪器控制而不能自主，并有不舒服的感觉。如患者觉得自己的大脑已被电脑控制，自己已是机器人。多见于精神分裂症。

【典型病例】..

男，17岁，精神分裂症。住院期间经常盘腿坐于床上，有时双手举过头顶，并做深呼吸状。问其故，则答："不是我自己想这样做，有一种力量控制着我……"并自行推断，"可能是有一个黑帮组织，他们发射的一种射线，这些射线一射到我身上我就不由自主了……他们想让我练成之后去杀人……"

（5）罪恶妄想：患者毫无根据地坚信自己犯了严重错误、不可宽恕的罪恶，以致国家和人民遭受了不可弥补的损失，应受严厉的惩罚，甚至认为自己罪大恶极、死有余辜，以致坐以待毙或拒食自杀；患者要求劳动改造以赎罪。主要见于抑郁发作和精神分裂症。

（6）钟情妄想：患者坚信某异性钟情于自己，采取相应的行为整日追求纠缠对方，即使遭到对方严词拒绝，仍毫不质疑，而认为对方在考验自己对爱情的忠诚，仍然反复纠缠不休。主要见于精神分裂症，也可见于躁狂发作。

（7）嫉妒妄想：又称奥赛罗综合征，患者无中生有地坚信自己的配偶对自己不忠诚，有外遇。因此，对配偶的物品加以检查，或对配偶进行跟踪、盯梢，拆阅别人写给配偶的信件，以寻觅配偶私通情人的证据。多见于精神分裂症、老年痴呆等。值得一提的是，嫉妒也是正常人的常有心理反应，与现实关系密切时，需结合临床其他信息确认是否属于精神症状。

【典型病例】……………………………………………………………………………………

女，30岁，精神分裂症偏执型。25岁结婚，夫妻感情一直较好。其夫作风正派。半年来坚信丈夫有外遇，丈夫上班，她便尾随其后，见丈夫眼望过路女人就吵闹，说丈夫爱上那个女人了。丈夫上班时，她便在单位门外等候，后来甚至坐在丈夫办公室门口，一见丈夫和女同志谈话就大怒，说他们在谈情说爱。丈夫开会，她也要求在一旁看着。后来跟自己的母亲也吵起来，说母亲夺走了她的丈夫，和丈夫有暧昧关系。

（8）疑病妄想：患者无根据地坚信自己患了某种严重的疾病或不治之症，因而到处求医，即使通过一系列的医学检查和验证，也不能改变患者的认识。严重时患者认为自己的内脏都不存在了，或都腐烂了，或脑子变空了，称为虚无妄想。多见于精神分裂症和抑郁发作。

（9）被洞悉感（内心被揭露感）：患者认为自己内心所想的事，未经语言文字表达就被别人知道了，但是通过什么方式被人知道的则不一定能描述清楚。该症状对诊断精神分裂症具有重要意义。

【典型病例】……………………………………………………………………………………

女，35岁，精神分裂症。近3个月来认为自己的思想被别人所"了解"。称她在厨房计划做饭时，有人背出整个菜单。认为楼上的邻居"了解"她的思想，并利用其想法骚扰她，为此恼怒万分，常上楼与邻居大吵大闹，有时半夜敲打邻居的家门，多次被邻居反映到派出所。

（10）被窃妄想：患者认为自己所收藏的东西被人偷窃了。多见于脑器质性精神障碍、老年期抑郁症、老年精神分裂症等。它可能与老年人的生活经历和记忆减弱有关。

（11）变兽妄想：患者确信自己变为某种动物，如狗、猪等，并有相应的行为异常，如吃草、在地上爬等。

（12）非血统妄想：患者毫无依据地坚信自己不是父母亲生的，虽经反复解释和证实，仍坚信不移。患者有时认为自己是被抱养或被寄养的，但又说不清从何时、为什么与现在的父母生活在一起。多见于精神分裂症。

（四）注意障碍

注意是指人的心理活动有选择地指向和集中于某一客观对象的过程。注意的指向性表现出人的心理活动具有选择性和保持性，注意的集中性使注意的对象鲜明和清晰。注意过程与感知觉、记忆、思维和意识等活动密切相关。

注意分为被动注意和主动注意。被动注意又称不随意注意，是没有自觉的目的和不加任何努力而不自主地、自然地注意，是人类对外界刺激引起的定向反应。如人们听到自己喜爱的歌声时，就会自然地去倾听、欣赏。主动注意，又称随意注意，是自觉的、有预定目的的，使注意指向一定的对象，与意志活动、周围环境的主动适应活动紧密联系，也与个人的思想、情感、兴趣爱好和既往体验有关。通常所谓注意是指主动注意。

临床上常见注意障碍类型如下。

1.注意增强　是主动注意的增强，指患者特别容易为某种事物所吸引或特别注意某些活动。如有妄想观念的患者，对环境保持高度的警惕，过分地认为别人的一举一动是针对他的；有疑病观念的患者注意增强，指向身体的各种细微变化，过分地注意自己的健康状态。多见于神经症、偏执型精神分裂症和抑郁发作等。

2.注意减退　为主动及被动注意兴奋性减弱。注意的广度缩小，注意的稳定性也显著下降。多见于疲劳状态、神经衰弱、脑器质性精神障碍。

3.注意涣散　为主动注意明显减弱，注意力不易集中，注意稳定性降低。多见于注意缺陷与多动障碍、精神分裂症。

4.注意转移　主要表现为主动注意不能持久，很容易受外界环境的影响而使注意的对象不断转换。多见于躁狂发作。

5.注意狭窄　指注意范围的显著缩小，当注意集中于某一事物时，不能再注意与之有关的其他事物。见于意识障碍或智能障碍患者。

（五）记忆障碍

记忆是既往事物和经验在头脑中的重现，是在感知觉和思维基础上建立起来的精神活动，包括识记、保持、再认、回忆四个基本过程。识记是记忆保存的前提，再认和回忆又称是某种客体在记忆中保存下来的结果和显现。对既往感知的事物不能回忆称为遗忘。人们感知的事物不可能都能回忆起来，所以正常人也存在遗忘。越是新近识记的事物越是遗忘得快，遗忘的发展总是由近事记忆逐渐发展到远事记忆。

临床上常见的记忆障碍类型如下：

1.记忆增强　指病理性记忆增强，是对病前一些时隔很久不能够回忆的且无关紧要的事物或体验都能回忆起来，甚至连细节也不遗漏。主要见于躁狂发作和偏执性精神障碍。

2.记忆减退　是指记忆的识记、保持、再认和回忆四个基本过程普遍减退，极为多见。轻者表现为近记忆力的减弱，如记不住刚见过面的人、刚吃过的饭；严重时远记忆力也减退，如回忆不起个人经历等。常见于脑器质性精神障碍。

3.遗忘　指部分或全部地不能回忆以往的经历和体验。它不是记忆减退，而是一种回忆的丧失。它包括：①顺行性遗忘，即紧接着疾病发生以后一段时间的经历不能回忆，遗忘的产生多由于意识障碍而导致识记障碍，不能感知外界事物和经历，如脑挫伤的患者回忆不起受伤后一段时间内的事；②逆行性遗忘，指回忆不起疾病发生之前某一阶段的事件，多见于脑外伤、脑卒中发作后，遗忘时段的长短与外伤的严重程度及意识障碍的持续时间长短有关；③心因性遗忘，是指对生活中某一特定阶段的经历完全遗忘，通常与这一阶段发生的不愉快事件有关。常见于分离（转换性）障碍和应激障碍。

4.错构　是一种记忆的错误，患者对过去生活中曾经历过的事件，在发生的地点、情节，特别是在时间上出现错误回忆，并坚信不疑。多见于各种原因引起的痴呆和酒精中毒性精神障碍。

5.虚构　指在遗忘的基础上，患者以想象的、未曾亲身经历过的事件来填补自身的记忆缺损。由于虚构患者常有严重的记忆障碍，因而虚构的内容自己也不能再记住，所以其叙述的内容常常变化，且容易受暗示的影响。多见于各种原因引起的痴呆。

【典型病例】……………………………………………………………………………………

男，44岁，脑外伤后精神障碍。患者记不起自己的出生年月，多少岁也说错。问他以前是做什么工作的，回答说："我是做生意的，专卖名牌衣服，开有专卖店。"而实际上患者受伤前一直在单位开车，并没有做生意。

（六）智能障碍

智能，是一个复杂的综合精神活动的功能，反映的是个体在认识活动方面的差异，是对既往获得的知识、经验的运用，用以解决新问题、形成新概念的能力。智能活动与观察力、记忆力、注意力、思维能力、想象能力等密切相关。

一个人智力的高低可以从解决实际问题中反映出来，临床上常常通过一些简单的提问与操作，了解患者的理解能力、分析概括能力、判断力、一般常识的保持和计算能力、记忆力等，可对智能是否有损害进行定性判断，对损害程度做出粗略判断。另外，可通过智力测验方法得出智商，对智能进行定量评价。

智能障碍是上述能力的减退，临床上常将智能障碍分为精神发育迟滞和痴呆两大类型。

1.精神发育迟滞　是指先天或发育成熟以前（18岁以前），由于各种致病因素的影响，使大脑发育不良或发育受阻碍，智能发育停留在一定的阶段。随着年龄增长，其智商和社会功能明显低于正常的同龄儿童。

2.痴呆　指智力发育成熟以后，由于各种原因损害原有智能所造成的智力减退状态，可出现定向、记忆、理解、计算、学习等能力以及判断力的障碍，是后天获得的智能、记忆和人格的全面受损，但没有意识障碍。其发生具有脑器质性病变基础。临床主要表现为创造性思维受损，抽象、理解、判断推理能力下降，记忆力、计算力下降，后天获得的知识丧失，工作和学习能力下降或丧失，甚至生活不能自理。老年痴呆患者还往往伴有人格改变、情感淡漠、行为幼稚及本能意向亢进等。

根据大脑病理变化的性质和所涉及的范围及智能损害的广度，可分为全面性痴呆、部分性痴呆和假性痴呆。

（1）全面性痴呆：大脑的病变主要表现为弥散性器质性损害，智能活动的各个方面均受到损害，从而影响患者全部精神活动，常出现人格改变、定向力障碍，以及对疾病的分析和判断能力（即自知力）的缺乏。

（2）部分性痴呆：大脑的病变只侵犯脑的局部，如侵犯大脑血管的周围组织。患者只表现为记忆力减退、理解力削弱、分析综合困难等，但其人格仍保持良好，定向力完整，并具有一定的判断和自知能力。可见于脑外伤后及血管性痴呆的早期。但当痴呆严重时，临床上往往与全面性痴呆难以区别。

（3）假性痴呆：在遭受强烈的精神创伤后，部分患者可产生一种类似痴呆的表现，而大脑组织结构无任何器质性损害。预后较好，经治疗后可以完全恢复正常。可见于分离（转换性）障碍及应激障碍等。

1）刚塞综合征（Ganser syndrome）：又称心因性假性痴呆，即对简单问题给予近似而错误的回答，给人以故意做作或开玩笑的感觉。如一位20岁的患者，当问到她一只手有几个手指时，答"4个"，对简单的计算如"2+3=？"以近似回答。患者能理解问题的意义，但回答内容不正确。行为方面也有错误，如将钥匙倒过来开门，但对某些复杂问题反而能正确解决，如能下象棋、打牌，一般生活问题都能解决。

2）童样痴呆：以行为幼稚、模拟幼儿的言行为特征。即成人患者表现为类似一般儿童稚气的样子，学着幼童讲话的声调说话、唱儿歌，逢人就称阿姨、叔叔，甚至连进食、大小便也需人照料。

（七）自知力

自知力又称领悟力或内省力，是指患者对自己精神疾病的认识和判断能力。即能否察觉或认识自己是否有精神异常，能否正确分析和判断，并指出自己以往和现在的表现和体验有什么不同，有哪些属于病态，是否能对这些精神症状进行实事求是的分析和批判。在临床上一般以精神症状消失，患者认识到自己的精神症状是病态的，即为自知力恢复。

神经症患者有自知力，主动就医诉说病情。但精神病患者一般具有不同程度的自知力缺失，他们不认为自己有病，更不承认自己有精神病，因而拒绝治疗。

临床上将有无自知力及自知力恢复的程度作为判定病情轻重和疾病好转的重要指标。自知力完整是精神病病情痊愈的重要指标之一，自知力缺乏是精神病特有的表现。

（八）定向力

定向力又称定向能力，是指一个人对时间、地点、人物和自身状态的认识能力。时间、地点、人物称为对周围环境的定向；自身状态称为自我定向。①时间定向：包括对当时所处时间如白天或晚上、上午或下午的认识，以及年、季、月、日的认识。②地点定向（空间定向）：是指对所处地点的认识，包括所在的工作单位、学校、街道、所住的楼层等。③人物定向：是指辨认或了解周围环境中其他人物的身份及其与患者的关系。④自我定向：包括对自己姓名、性别、年龄及职业等状况的认识。

对环境或自身状况的认识能力丧失或认识错误即称为定向障碍。定向障碍多见于症状性精神病及脑器质性精神病伴有意识障碍时。定向力障碍是意识障碍的一个重要标志，但有定向力障碍不一定有意识障碍，如航海遇难者流落至陌生地方，虽无意识障碍，但也会暂时丧失空间定向力。

二、情感障碍

情感是指个体在现实活动中，对客观事物所采取的各种主观态度，产生的各种内心体验，如喜悦、悲伤、恐惧、愤怒、不满、欣赏、同情、失望等。情感的产生与事物本身的特点、事物与人之间存在的客观关系紧密相连。情感或情绪的产生及其强度则由个体的认知评价所决定。不同的人有不同的人格，有不同的认知方式和不同的应对能力。因此，对同一事物，不同的个体可有不同的情感体验。

在心理学中，将同机体的基本生理需要或本能活动（如饥、渴、性活动）相联系的内心体验，多伴有比较明显的躯体方面尤其是自主神经反应的变化，称为情绪。而把与社会心理活动相联系的高级的内心体验称为情感，如友谊感、审美感、慈爱感、道德感等。心境指一种较微弱而持续的情绪状态，是在一段时间内的精神活动的基本背景。

情感障碍主要包括三个方面的变化，即情感性质改变、情感波动性改变及情感协调性改变。临床常见的情感障碍类型如下：

1.情感高涨　情感活动明显增强，表现为不同程度的病态喜悦，自我感觉良好，有与环境不相符的过分的愉快、欢乐。语音高涨，说话时眉飞色舞，喜笑颜开，表情丰富。因其内心体验与周围环境协调保持完好，故能被他人理解，可产生共鸣，具有很大的感染力，高度自信，甚至夸大自我。常见于躁狂发作。

2.情感低落　患者整日表现忧心忡忡、唉声叹气、心境苦闷、愁眉不展、沮丧、悲观，觉得自己前途灰暗，严重时悲观绝望而出现自杀观念及自杀行为。常伴有思维迟缓、动作减少及某些生理功能的抑制，如食欲缺乏、闭经等。常见于抑郁发作。

3.情感淡漠　指对外界刺激缺乏相应的情感反应，即使对自身有密切利害关系的事情也无动于衷。患者对周围发生的事物漠不关心，面部表情呆板，长期处于"无情感"状态。多见于精神分裂症。

4.情感倒错　指情感表现与其内心体验或处境不一致。如听到令人高兴的事时，反而表现伤感；或在描述他自己遭受迫害时，却表现为愉快的表情。多见于精神分裂症。

【典型病例】··

男性，16岁。近10天来，患者放寒假在家期间无明显诱因下突然表现精神异常，在家行为紊乱，一会儿将身上衣服全脱光出门，一会儿在家中随地大小便，并在自己身上、墙上随意乱涂乱画。其间，患者表情时哭时笑，在家人的劝阻下不以为然。问其为什么脱衣服，患者笑着回答："很热，脱了衣服凉快。"（当时正值冬季）

5.情感不稳　表现为情感反应（喜、怒、哀、愁等）极易变化，从一个极端波动至另一极端，显得喜怒无常，变幻莫测。与外界环境有关的轻度的情感不稳可以是一种性格的表现；与外界环境无相应关系的情感不稳则是精神疾病的表现，常见于脑器质性精神障碍。

6.情感矛盾　指患者在同一时间对同一人或事物产生两种截然不同的情感反应，但患者并不感到这两种情感的矛盾和对立，没有痛苦和不安。如患者因怀疑母亲迫害自己而憎恨她，但同时又对她亲近关心。多见于精神分裂症。

7.焦虑　是指在缺乏相应的客观因素情况下，患者表现为顾虑重重、紧张恐惧、担心害怕、坐立不安、整日惶惶不可终日，以至于似有大祸临头。伴有心悸、出汗、手抖、尿频等自主神经功能紊乱症状。多见于焦虑障碍。正常人在预期不利的情况、执行无把握的任务时也可出现相应的焦虑表现，但通常在较短时间内或"难题"获得解决后很快缓解。

8.恐惧　是指面临不利的或危险处境时出现的情绪反应。表现为紧张、害怕、提心吊胆，伴有明显的自主神经功能紊乱症状，如心悸、气急、出汗、四肢发抖，甚至大小便失禁等。恐惧常导致逃避,对特定事物的恐惧是恐惧症的主要症状。恐惧亦可见于儿童情绪障碍及其他精神疾病。

9.**易激惹** 表现为极易因一般小事而引起较强烈的情感反应,持续时间一般较短暂,如激动、发怒和冲动等。常见于疲劳状态、人格障碍、神经症、躁狂发作、偏执型精神病、脑器质性精神障碍和躯体疾病所致的精神障碍。

10.**病理性激情** 指突如其来的、强烈而短暂的情感爆发,常伴有意识模糊。此时他们对自己的情感既不能了解也不能控制,并可随着激情的发展而出现冲动行为。发作后,他们对病中经过不能完全回忆。多见于脑外伤伴发的精神障碍、躯体疾病所致的精神障碍、癫痫、酒精中毒、急性应激障碍、精神分裂症等。

三、意志行为障碍

意志活动是指人们在生活和社会实践中,确定了自己的目标,并克服种种困难用自己的行动努力地去实现目标的心理过程。意志与认识活动关系密切,同样,意志和情感活动更是相互渗透。认识过程是意志的基础,而人的情感活动则可能成为意志行动的动力或阻力。在意志过程中,受意志支配和控制的行为称作意志行为。

(一)意志障碍

意志障碍是认知障碍造成的病态的意志增强、减弱、缺乏、矛盾和易受暗示。临床常见的意志障碍类型如下:

1.**意志增强** 指病理性意志活动增多。在病态情感或妄想的支配下,患者可以持续坚持某些行为,表现出极大的顽固性,不惜付出代价,一意孤行地努力进行下去。常见于躁狂发作、偏执型精神分裂症。

2.**意志减弱** 指病理性意志活动显著减少。患者没有积极的情感支持和推动,出现明显的无能为力的状态,而导致意愿甚至意向缺乏,动机不足。缺乏积极主动性及进取心,对周围一切事物无兴趣以致意志消沉,不愿参加任何活动,严重时日常生活都懒于料理。工作或学习感到非常吃力,即使开始做某事也不能坚持到底,甚至不能工作,整日呆坐或卧床不起,患者一般能意识到,但总感到做不了。常见于抑郁发作、精神分裂症、药物依赖等。

3.**意志缺乏** 指病理性意志活动缺乏。患者缺乏与社会需求相联系的任何愿望活动,因而更谈不上任何动机和需求,不关心事业,也不要求学习和工作,生活处于被动状态,疏远亲人,生活缺乏主动性,处处需要别人督促和监管,常伴有情感淡漠和思维贫乏。多见于精神分裂症、精神发育迟滞及痴呆。

4.**矛盾意向** 表现为对同一事物同时出现两种完全相反的意向,但患者并不感到这两种意向的矛盾和对立,没有痛苦和不安。如患者遇到朋友时想去握手,却把手缩回来。多见于精神分裂症。

(二)动作行为障碍

简单的随意和不随意行动称为动作,如握手、点头弯腰等。有动机、有目的而进行的复杂随意运动称为行为。动作及行为的异常称为动作行为障碍或精神运动性障碍。精神疾病患者由于病态思维及情感的障碍,常可导致动作及行为的异常。常见的动作行为障碍类型如下:

1.**精神运动性兴奋** 指动作、行为及语言显著增加,整个精神活动增强,以情感高涨最为突出，包括协调性和不协调性两类。

（1）协调性精神运动性兴奋：患者不仅动作和行为的活跃增加，同时伴有思维、情绪、语言协调一致，并和环境密切配合。多见于情绪激动时的兴奋、轻躁狂发作时的兴奋。焦虑状态时的搓手顿足、坐立不安，与激动情绪相联系的心因性兴奋也属于此类。

（2）不协调性精神运动性兴奋：患者的言语、动作及行为的增多与自身的思维及情感活动不相协调。表现为动作单调杂乱，无动机及目的性，使人难以理解，所以精神活动是不协调的，与外界环境也不相协调。常见的有紧张型精神分裂症的紧张性兴奋，青春型精神分裂症的愚蠢行为和装怪相、做鬼脸等青春型兴奋，谵妄状态和精神错乱状态，脑器质性疾病的兴奋状态。

【典型病例】···

年轻女性，因无故在超市中吵闹、胡言乱语、行为紊乱、脱衣脱裤而被送入院。入院后无法建立有效交流接触，表现为不停自言自语，内容凌乱，称"杀死你全家""三个头，两个脚"，令人感到莫名其妙，间或发出尖叫、谩骂，言语污秽。患者时而哈哈大笑，时而怒目相视，行为怪异，突然跪倒在地不停叩头，被约束后仍不断扭动自己的身躯，用力蹬脚，拍打床沿。

2. 精神运动性抑制 指行为动作和言语活动的显著减少，多见于精神分裂症和抑郁状态。由于精神因素或暗示作用所致的突然的、局部的运动障碍，常见于分离（转换性）障碍。

（1）木僵：指在意识清晰的情况下，动作行为和言语活动的完全抑制或减少，并经常保持一种固定姿势。严重的木僵表现为不语、不动、不吃、不喝、表情固定、大小便潴留，身体保持一定的姿态僵住不动，对各种刺激缺乏反应。轻度木僵称作亚木僵状态，表现为问之不答、唤之不动、表情呆滞，但在无人时能自动进食，能解大小便。多见于精神分裂症，也可见于抑郁发作、应激性精神障碍及脑器质性精神障碍等。

（2）蜡样屈曲：是在木僵的基础上出现的，患者的肢体可任人摆布，即便是不舒服的姿势，也能较长时间似蜡塑一样维持不动。此时患者意识清楚，病愈后能回忆。如果患者平躺时将其枕头取走，患者仍能长时间保持头部抬高的姿势不变，称为"空气枕头"。多见于紧张型精神分裂症。

（3）缄默症：患者始终缄默不语，有时用手示意，语言活动受到抑制。多见于分离（转换性）障碍及精神分裂症。

（4）违拗症：患者对外界要求他做的动作不但不执行，而且表现抗拒及做出相反的行为。若患者的行为反应与他人的要求完全相反，称作主动违拗，如要求患者张开口时他反而紧闭口；若患者对他人的各种要求一概拒绝执行，称作被动违拗。多见于精神分裂症紧张型。

3. 刻板动作 患者无意识地、机械刻板地做一些毫无意义的、反复重复某一单调的动作，常与刻板言语同时出现，如反复摇头、解纽扣等。多见于精神分裂症、孤独症等。

4. 模仿动作 指患者无目的、无动机、十分机械地模仿别人的动作，常与模仿言语同时存在。多见于精神分裂症。

5. 作态 又称装相，指患者做出古怪的、愚蠢的、幼稚的、做作的动作、姿势、步态与表情，如做怪相、扮鬼脸等。多见于精神分裂症。

6. 强迫动作 患者明知没有必要，却难以克制地去重复做某种动作行为。患者虽然清楚地知道这些动作缺乏现实意义，也没有必要，并为此感到苦恼，但仍然控制不住要这样做，如果不去重复，患者就会产生严重的焦虑不安。常见的强迫动作有强迫洗涤、强迫检查、强迫计数等。多见于强迫症。

四、意识障碍

意识是指患者对周围环境及自身的认识和反应能力。意识是一种复杂的心理过程，它是心理活动的基础。

意识障碍是指意识清晰状态受到破坏和意识范围发生改变。意识障碍时许多精神活动都受到影响，表现为：①感知觉清晰度降低、感觉阈值升高；②注意力难以集中，记忆减退；③思维变得迟缓；④情感反应迟钝、茫然；⑤动作行为迟缓，缺乏目的性和指向性；⑥定向力障碍，表现对时间、地点、人物定向不能辨别。定向力障碍为意识障碍的重要指标，但仍应根据以上几点综合判断有无意识障碍。

意识障碍主要见于脑器质性精神障碍、躯体疾病所致精神障碍及中毒所致精神障碍等。临床常见的意识障碍类型如下：

1. 嗜睡　意识清晰度水平降低较轻微。在安静环境下经常处于睡眠状态，但接受刺激后可以立即转醒，并能进行正常的交谈，只是比较简单，刺激一旦消失患者又入睡。此时，患者的吞咽反射、瞳孔对光反射、角膜反射均存在。

2. 混浊　意识清晰度轻度受损。表现为患者反应迟钝、思维缓慢，注意、记忆、理解困难，能回答简单问题，但对复杂问题则表现茫然不知所措。存在时间、地点、人物等周围环境定向障碍。此时吞咽、角膜、对光反射存在，但可出现强握、吸吮等原始反射。

3. 昏睡　患者意识水平更低，其清晰度水平较前两者进一步下降。环境意识及自我意识均丧失，思维、言语功能活动消失。患者对一般刺激没有反应，只有强痛刺激才能引起防御性反射。此时角膜、睫毛等反射减弱，对光反射、吞咽反射仍存在。

4. 昏迷　意识完全丧失，对任何刺激均不能引起反应，吞咽、防御，甚至对光反射均消失，可引出病理反射。

5. 朦胧状态　指患者的意识范围缩小，同时又伴有意识清晰度的降低。患者在狭窄的意识范围内，可有相对正常的感知觉，以及协调连贯的复杂行为，但对此范围以外的事物都不能进行正确感知判断。表现为联想困难，表情呆板或迷惘，也可表现为焦虑或欣快的情绪，有定向障碍，片段的幻觉、错觉、妄想及相应的行为。常忽然发生，突然终止，持续数分钟、数小时或数天，事后遗忘或部分遗忘。

6. 谵妄状态　在意识清晰度降低的同时，可产生大量的错觉、幻觉，以幻视多见，视幻觉及视错觉的内容多为生动鲜明而逼真的形象性的人物或场面，如见到昆虫、猛兽、神鬼、战争场面等。有的内容具有恐怖性，患者常产生紧张、恐惧情绪反应和相应的兴奋不安、行为冲动、杂乱无章。思维不连贯，不断喃喃自语，理解困难，有时出现片段妄想。患者的定向力全部或部分丧失，多数患者表现自我定向力保存而周围环境定向力丧失。谵妄状态往往昼轻夜重，持续数小时至数日不等，一般与病情变化有关。意识恢复后可有部分遗忘，也可全部遗忘。

7. 梦样状态　患者完全沉湎于幻觉幻想的世界中，与周围环境失去联系，但外表好像清醒。对其幻觉内容过后并不完全遗忘，就像做梦一样。一般持续数日或数月，恢复后能够回忆部分梦样内容。

五、常见精神疾病综合征

虽然精神症状的表现复杂多样，但许多精神症状之间常具有一定联系。临床上通常将具有一定内在联系且常同时出现的一组精神症状称为精神疾病综合征。常见的精神疾病综合征包括：

1. 幻觉妄想综合征　以幻觉为主，并在幻觉的基础上产生相应的妄想，幻觉和妄想联系紧密并相互影响。如患者耳边出现他人议论的声音（幻听）后，便怀疑他人对其跟踪迫害（被害妄想）。多见于精神分裂症，也可见于器质性精神障碍和精神活性物质所致精神障碍等。

2. 躁狂综合征　以情绪高涨、思维奔逸和活动增多为特征。主要见于躁狂发作，也可见于器质性精神障碍。

3. 抑郁综合征　以情绪低落、思维迟缓和活动减少为特征。主要见于抑郁发作，也可见于器质性精神障碍。

4. 紧张综合征　最突出的症状是患者全身肌张力增高，包括紧张性木僵和紧张性兴奋两种状态。前者常有违拗症、刻板言语及刻板动作、模仿言语及模仿动作、蜡样屈曲等表现，后者表现为突然爆发的兴奋激动和暴力行为。主要见于精神分裂症、抑郁发作、急性应激障碍、器质性精神障碍、药物中毒等。

5. 遗忘综合征　又称为柯萨可夫综合征，患者无意识障碍，智能相对完好，主要表现为近记忆障碍、定向力障碍和虚构。主要见于酒精中毒性精神障碍、颅脑损伤所致精神障碍、脑肿瘤及其他脑器质性精神障碍。

练习题

一、选择题

1. 轻微地触摸皮肤即感到疼痛难忍属于（　　　　）。

　A. 感觉减退　　　　　　　　　B. 感觉过敏　　　　　　　　C. 错觉

　D. 幻觉　　　　　　　　　　　E. 内感性不适

2. 某患者近来总感觉肚里有虫爬，不舒服，但却不能明确具体部位。此表现为（　　　　）。

　A. 错觉　　　　　　　　　　　B. 幻触　　　　　　　　　　C. 感觉过敏

　D. 内感性不适　　　　　　　　E. 感觉减退

3. "草木皆兵""杯弓蛇影"属于（　　　　）。

　A. 幻嗅　　　　　　　　　　　B. 幻触　　　　　　　　　　C. 感觉过敏

　D. 错觉　　　　　　　　　　　E. 感觉减退

4. 某患者照镜子时感觉自己的眼睛一大一小，大的如鸡蛋，小的如绿豆。此表现属于（　　　　）。

　A. 感知综合障碍　　　　　　　B. 幻触　　　　　　　　　　C. 感觉过敏

　D. 内感性不适　　　　　　　　E. 感觉减退

5. 最常见的幻觉类型是（　　　）。

　　A. 幻嗅　　　　　　　　B. 幻触　　　　　　　　C. 幻味

　　D. 幻听　　　　　　　　E. 幻视

6. 某患者，诊断为精神分裂症，常趴在自家阳台俯耳倾听并伴有喃喃自语。此症状属于（　　　）。

　　A. 幻视　　　　　　　　B. 注意增强　　　　　　C. 幻触

　　D. 幻听　　　　　　　　E. 活动增多

7. 患者认为环境中与他无关的事情均与他有关。此症状属于（　　　）。

　　A. 被害妄想　　　　　　B. 关系妄想　　　　　　C. 钟情妄想

　　D. 夸大妄想　　　　　　E. 嫉妒妄想

8. 定向力障碍多见于下列哪种疾病？（　　　）

　　A. 焦虑症　　　　　　　B. 强迫症　　　　　　　C. 恐惧症

　　D. 阿尔茨海默病　　　　E. 精神分裂症

9. 谵妄状态属于下列何种障碍？（　　　）

　　A. 意识障碍　　　　　　B. 思维障碍　　　　　　C. 记忆障碍

　　D. 情感障碍　　　　　　E. 意志行为障碍

10. 患者将输液器看成是毒蛇属于（　　　）。

　　A. 幻觉　　　　　　　　B. 错觉　　　　　　　　C. 谵妄状态

　　D. 感知综合障碍　　　　E. 感觉减退

11. 在精神障碍病因学生物学因素中不包括（　　　）。

　　A. 遗传因素　　　　　　B. 躯体因素　　　　　　C. 理化因素

　　D. 性别因素　　　　　　E. 精神应激因素

12. 下列哪项不属于意识障碍？（　　　）

　　A. 意识混浊　　　　　　B. 昏睡　　　　　　　　C. 痴呆

　　D. 梦样状态　　　　　　E. 朦胧状态

13. 以下哪项不是精神症状的特点？（　　　）

　　A. 症状的出现不受患者主观意志控制

　　B. 症状的内容大多与客观现实相符

　　C. 症状给患者带来痛苦或伤害

　　D. 症状会使患者社会功能受损

　　E. 精神症状不同于躯体症状和体征，症状的表现差异性较大

14. 患者自命不凡，认为自己是超常人物，有特殊的才能、地位和权势。这属于下列何种妄想？
　　（　　　）

　　A. 被害妄想　　　　　　B. 嫉妒妄想　　　　　　C. 关系妄想

　　D. 钟情妄想　　　　　　E. 夸大妄想

15. 某患者坚持不在病床上睡，而坐于走廊，认为床变得特别窄。此症状为（　　　）。

　　A. 幻觉　　　　　　　　B. 妄想　　　　　　　　C. 错觉

　　D. 感知综合障碍　　　　E. 超价观念

16. 某精神分裂症患者，医生问："你心里感觉怎么样？"患者回答："没有，天上有太阳，地老天荒，爱情没有意义……"此症状为（　　）。

A. 思维破裂　　　　　　　　B. 病理性赘述　　　　　　　C. 思维奔逸

D. 思维松弛　　　　　　　　E. 象征性思维

17. 患者对医生所提问题均不做回答，医生让其开口喝水，患者却双唇紧闭，扭头逃避面前的杯子。该患者的症状可能是（　　）。

A. 主动违拗　　　　　　　　B. 缄默症　　　　　　　　　C. 被动违拗

D. 木僵　　　　　　　　　　E. 强迫动作

18. 患者整块吞食排骨，声称是为了得到"硬骨头精神"。此为（　　）。

A. 强迫性思维　　　　　　　B. 象征性思维　　　　　　　C. 妄想

D. 幻觉　　　　　　　　　　E. 语词新作

19. 某患者车祸后头部受伤，不省人事，醒后不认识已婚一年的爱人。这属于（　　）。

A. 记忆减退　　　　　　　　B. 记忆错误　　　　　　　　C. 逆行性遗忘

D. 顺行性遗忘　　　　　　　E. 错构

20. 某患者近来对家人朋友冷淡，生活懒散，对外界任何刺激均缺乏相应的情感反应，表现出无所谓的样子。此症状属于（　　）。

A. 情感高涨　　　　　　　　B. 情绪低落　　　　　　　　C. 情感淡漠

D. 情感倒错　　　　　　　　E. 易激惹

二、思考题

1. 简述精神症状的共同特点。

2. 简述错觉和幻觉的区别。

3. 简述思维形式障碍的主要类型。

4. 简述妄想的概念及主要特征。

5. 试述精神发育迟滞与痴呆的异同点。

6. 试述自知力的概念及意义。

第三章 精神科基本护理技能

学习目标

1. 掌握建立治疗性护患关系的要求和技巧。
2. 熟悉精神科分级护理，精神疾病护理观察的要求、方法和内容。
3. 了解精神疾病护理记录的要求、方法和内容。
4. 能对精神障碍患者实施有效的基础护理。
5. 具有爱护患者的高级情感及能与患者建立良好的治疗性护患关系。

作为一名精神科护士，不但要有良好的职业道德和专业素质，更应具备良好的精神科护理专业技能。因此学习并掌握建立治疗性护患关系的技巧，与患者进行有效的沟通，加强对精神障碍患者的观察与记录，妥善处理各种急危事件是精神科护士必须具备的技能。

第一节 治疗性护患关系的建立

治疗性护患关系是一种以护士和患者人际关系建立的过程为基础，以提高患者最佳利益和结果为目的的关系。有效的护理有赖于护士对患者的了解，是所有护理实践的中心。建立一个互相信任、开放、良好的护患关系，是有效护理的根本保证。

一、建立治疗性护患关系的要求

（一）掌握患者的基本情况

护士与患者接触时，首先应了解患者的基本情况，进而选择恰当的与患者接触的方式，确定适当的交谈内容，主动提供患者所需要的帮助。

1. 一般情况　患者的姓名、年龄、性别、民族、宗教信仰、文化程度、职业、兴趣爱好、个性特征、生活习惯、成长经历、婚姻家庭情况、经济状况等。

2. 疾病情况　患者的精神症状、病史、诊断、阳性检查结果、主要治疗、护理要点、特殊注意事项等。

（二）建立护患关系的基本要求

1. 正确认识精神疾病　精神疾病是多种原因所共同导致的一种大脑功能紊乱性疾病。精神障碍患者的离奇行为或荒诞言语是疾病的表现，就像躯体疾病所对应的相应症状和体征一样，无好坏之分，不能以常人的标准来评定。

2.尊重患者的人格　平等相待，不歧视患者，不能嘲笑甚至愚弄患者。在治疗或谈话之前应先征得患者同意，尊重患者的意见或提出的方案。应向患者介绍或者说明其治疗及护理情况，尊重其知情权，取得患者合作。对患者的隐私、病史要予以保密。

3.具有同理心，体会患者心境　同理心指在人际交往过程中，能够体会他人的情绪和想法，理解他人的立场和感受，并站在他人的角度思考和处理问题的能力。护士要设身处地为患者着想，根据患者的言谈举止判断患者的思想、感受和需要，尽量满足其合理要求，理解并且体会患者内心的痛苦。

4.持续性和一致性的态度　持续性指患者在住院期间应由相对固定的护士与患者经常接触沟通，有助于形成稳固的沟通方式。一致性指护士对患者维持相同的基本态度，使患者得到安全感，减轻焦虑。对待患者的荒谬想法和症状应当既不否定也不肯定，不加以批判。

5.加强自身修养　护士应该加强自身修养，树立良好的形象，在工作中要做到服装整洁、仪表大方、举止从容、态度友好、精神饱满、情绪乐观。同时护士应做到预见性护理和具备敏锐的洞察力，及时发现并解决问题。

二、建立治疗性护患关系的技巧

（一）共情

也称"同理心"，指从对方的角度来认识其思想，体验其情感，并产生共鸣。用通俗的话讲，就是"换位思考""将心比心"。共情不同于"同情"，"同情"只涉及对对方物质上的帮助或感情上的抚慰，而"共情"涉及进入对方个人的精神领域，并能理解这个精神世界。

（二）提问

提问在治疗性交谈中具有十分重要的作用，它可以快速地围绕主题进行信息收集与核实。提问可分为：

1.封闭式提问　是一种将患者的应答限制在特定的范围之内的提问，如："你今天排便了吗？""你的胃还疼吗？"封闭式提问的优点是护士能够在短时间内获得大量信息。其缺点是患者得不到充分解释自己想法和情感的机会，缺乏主观能动性，护士也难以得到提问范围以外的其他信息。

2.开放式提问　提问的问题范围较广，不限制患者的回答，如："你对治疗有什么意见？""你这几天的感觉怎么样？""你有什么需要我帮助的吗？"开放式提问的优点是有利于患者发挥主观能动性，发泄和表达被抑制的感情。其缺点是需要的时间较长。

（三）倾听

耐心倾听是建立信任的最简单有效的方法，也是了解患者的心理状态和需求的最直接途径。倾听的技巧包括以下几点：

1.少说话　尽量把语言减到最少，因为说话和倾听是不能同时进行的。护士少说话可以给患者更多自由表达思想和意见的机会。

2.建立协调关系　了解对方，试着从他的角度看问题。

3.表达出感兴趣的态度　让对方相信你在注意倾听。

4.眼神接触　适当的眼神交流能让对方相信你在聆听。

5.反馈　将注意力集中于对方谈话的要点，不断反馈信息，以确定对方谈话的实质。

6.推迟评判　不要轻易打断对方的谈话，否则会造成沟通的阴影。学习控制自己，抑制自己要争论的冲动。

7.引导话题延续　护士应将简短的语句加入沟通的过程，如："然后呢？"使患者觉得护士对此次交谈很感兴趣，增加了患者与护士沟通的兴趣。

（四）支持、理解

患者总是容易对自身的疾病产生过多的担忧和顾虑，或将疾病扩大化而引起不必要的恐惧和不安。安慰性语言是对各类患者都有意义的一般性心理支持，可消除新入院患者的陌生感，使恐惧的患者获得安全感，使有疑虑的患者产生信任感，使紧张的患者得以放松，使孤独的患者得到温暖。护士应运用共情技巧，理解患者的处境，体察患者的心情，针对不同的患者选用不同的安慰性语言。

（五）特殊情况下的沟通技巧

（1）对妄想患者，护士对患者所述之事不予以肯定也不予以否定，更不要与其争辩，以免成为患者妄想的对象，待患者病情稳定、症状松动时再帮助其认识。

（2）对缄默不语的患者，护士可以关切地坐在其身边，让患者充分感受护士对他的理解和重视。

（3）对有攻击行为的患者，护士应避免与患者单独共处一室，避免激惹性语言，不要站在患者正面，而应站在患者的两侧。

（4）对有抑郁情绪的患者，护士要诱导患者述说内心的痛苦，多安慰鼓励，启发患者回顾快乐的往事，并表示赞许和肯定。

（5）对木僵或癔症的患者，护士切忌在他们面前讨论病情，做任何治疗与护理之前应向患者介绍清楚，取得患者的同意。

（6）对异性患者，护士的态度要自然，应谨慎、稳重，以免患者把正常的关心当作恋情，产生误会。

护理案例

患者，女，26岁。无故辞去工作，并逐渐出现失眠，说话混乱。患者称眼前看见人影，有时是人头，还能听到讲话的声音，男女分不清，白天晚上都有，有骂自己、也有夸自己的。自言自语，经常发脾气。患者认为同事、邻居总在背后议论自己，要杀自己。近两个月经常无故外跑，晚上不睡。一周前患者称有一种力量控制自己，用刀要扎自己。有时不吃母亲做的饭，怀疑母亲在饭菜里下毒。家人怕患者出现意外，送入院治疗。患者无自知力，不承认有病，拒绝住院，情绪激动，骂人并威胁医护人员不让其出院就撞死在医院。

请思考：

1.如何运用沟通技巧与患者沟通？

2.对该患者应该采取哪些护理措施？

第二节　精神疾病的护理观察与记录

护士与患者的接触机会最多，通过对患者的言语、表情、行为等进行细致的观察和准确的记录，可了解和掌握患者病情变化。这对修订护理计划，防止护理活动的盲目性、主观性和片面性，提高护理质量等都有重要意义。

一、精神疾病的护理观察

精神症状的表现通常在很短的时间内很难完全表露出来，除了依靠病史和各种辅助检查外，还需全方位的观察，才能做出明确的判断。

（一）观察的内容

1.一般情况　包括仪表、个人卫生情况、衣着和步态，生活自理能力，饮食、睡眠及排泄，接触是主动还是被动，对医护人员及周围环境的态度，参加工娱活动的积极性等。

2.精神症状　观察患者有无自知力，有无意识障碍，有无幻觉、妄想、病态行为等精神症状，有无自杀、自伤、伤人、毁物及逃跑企图，情感的稳定性与协调性如何，精神症状有无周期性变化等。

3.躯体情况　患者对躯体疾病往往缺乏相应的主诉，故应重视对患者躯体情况的观察，应观察患者全身有无外伤、有无躯体疾病或症状、一般健康情况如何、生命体征是否正常等。

4.治疗情况　患者对治疗的态度，治疗效果及药物的不良反应，有无藏药、拒绝治疗的行为，自知力恢复的程度等。

5.心理状况　患者目前的心理状况和心理需求、急需解决的心理问题、心理护理的效果等。

6.社会功能　患者的学习、工作、社交和日常生活能力。

（二）观察的方法

1.直接观察法　护理工作中最重要、最常用的观察方法。与患者直接接触，面对面进行交谈，从谈话中可以了解到患者的思维是否正常、答题是否切题、注意力是否集中、情感是否淡漠等，还可以通过观察患者的动作、表情和行为来了解患者的症状。直接观察法获得的资料相对客观、真实、可靠。此法适用于意识清晰、交谈合作的患者。

2.间接观察法　是从侧面观察患者独处或与人交往时的精神活动表现。护士可通过患者的家属、朋友、同事及病友了解患者的情况，或通过患者的信件、日记、绘画及手工作品了解患者的思维内容和病情变化。这种方法适用于不肯暴露内心活动或思维内容、不合作、情绪激动的患者。

（三）观察的要求

1.观察要具有目的性、客观性　护士对病情的观察要有目的性，需要知道哪方面的信息应作为重点观察内容。观察到的内容应该客观记录，不要随意加入自己的猜测。

2.观察要有整体性　护士应对患者住院期间各个方面的表现都要了解观察，以便对患者有一个全面、整体的掌握，并制定相对于患者合适的护理计划。对病房所有患者都要进行全面的观察，掌握每个患者的主要特点。对重点患者或特殊患者做到心中有数，其他患者也不能疏忽。

3.要在患者不知不觉中观察　在治疗或护理过程中与患者轻松地交谈，患者的表现会比较真实。观察患者时也要有技巧，交谈过程中不要记录，这样会使患者感到紧张与焦虑。有自杀意念的患者若如厕时间过长，为防止意外发生，护士应该入内查看，可以关切地问"你需要手纸吗？"等，让患者感到自己是被关心，而不是被监视。

二、护理记录

护理记录是医疗文书的重要组成部分，真实地记录了患者的病情，便于所有医护人员对患者病情的掌握。同时也是作为护理质量检查与工作效果的评估依据，为护理科研提供数据与资料，也是医疗纠纷判定的主要依据。

（一）记录的方式与内容

1.入院护理评估单　入院评估一般在8小时内完成，记录方式可有表格式填写、叙述式填写。记录内容包括一般资料、简要病史、精神症状、基本情况、疾病诊断、入院宣教等。

2.住院护理评估单　临床上以表格形式居多。记录格式按护理程序书写，护士根据病情的变化，对患者进行每班、每日、每周的阶段性护理评估，列出护理诊断，完善护理措施，按计划实施，定期评价效果。

3.护理记录单　重点记录患者的精神症状、躯体症状等病情动态变化的情况，护理和治疗的效果，药物的不良反应，生活自理状况，饮食、睡眠情况等。护理风险评估有自伤、自杀、外走、冲动、跌倒、噎食、藏药等风险时，应详细记录患者的言行、情绪反应，并体现相应的护理措施。

4.出院护理评估单　一般采用表格填写与叙述法相结合的记录方法。内容为健康教育评估、住院指导。

5.其他　新入院病例讨论记录、阶段护理记录、转出记录、转入记录、死亡护理记录等。

（二）记录的要求

（1）客观真实，不可随意杜撰，最好将患者原话记录下来，尽量少用医学术语。

（2）及时、准确、具体、简单、清晰地记录患者的情况。

（3）书写项目齐全，字迹清晰，不可涂改。书写过程中出现错别字时，应当用双线画在错别字上，保持原错别字清晰可见，将正确字写在上方并签名、签修改时间。

（4）记录完整后签全名及时间。如果记录为电子档，要打印出来签名，不可在打印出的护理记录单中涂改。

第三节　精神科的基础护理

一、安全护理

精神障碍患者由于受精神症状的支配，可出现自杀、伤人、毁物等破坏性行为；无自知力，否认有病，拒绝住院与治疗；工作人员的疏忽与处事不冷静都可导致意外情况的发生。这种危急意外情况贯穿于整个疾病过程，因此护士要有高度的安全意识，谨防意外发生。

（一）掌握病情，有针对性防范

护士要熟悉病史，了解患者的精神症状、发病经过、诊断、治疗、护理要点，对有自伤、自杀、冲动伤人、出走企图或行为的患者随时关注其动态，严重者必须安置于重病室内，护士24小时重点监护，一旦有意外征兆及时采取有效措施防范。

（二）与患者建立信赖关系，及时发现危险征兆

要尊重、关心、同情、理解患者，满足患者的合理要求，良好的护患关系会使患者主动倾诉内心活动。如患者流露出自杀或有冲动伤人的征兆时，可及时制止，避免意外发生。

（三）严格执行护理常规与工作制度

护士要严格执行各项护理常规和工作制度，如给药治疗护理、测体温、约束带使用、外出活动、交接班制度、分级护理等。必须加强工作责任心，稍有疏忽就可能给患者带来不良后果。

（四）加强巡查，严防意外

护士要经常巡视患者活动的场所，每10～15分钟巡视一次，重点患者不离视线。密切观察患者的精神症状、情绪变化、躯体状况、治疗后的反应等，发现问题及时处理。病房工作人员比较少的情况下，护士要特别加强巡视，病房的每一处角落都应仔细察看，特别是厕所、走廊尽头、暗角等极易发生意外的地方。

（五）加强安全管理

1.保证环境安全　病房设施要安全，门窗若有损坏要及时修理。病区、办公室、治疗室等场所应随时上锁。

2.严格管理危险物品　病区内危险物品如药品、器械、玻璃制品、锐利物品等要定点放置，加锁保管。交接班时，均要清点实物，一旦缺少及时追查。患者使用指甲钳、缝针需在护理人员看护下进行，并及时收回。

3.加强安全检查　凡患者入院、假出院返院、外出活动等均需做好安全检查，防止危险物品带入病室。每日整理床铺时，查看患者有无暗藏药物、绳带、锐利物品等。经常对一些可能存放危险物品的地方，进行安全检查。

（六）安全常识教育

对患者及其家属进行有关安全常识的宣传和教育，使他们理解和配合。

（七）隔离保护

一旦发现患者有强烈的自杀企图、严重的暴力倾向，要暂时将患者隔离，给予保护性约束。

二、日常生活护理

（一）口腔护理和皮肤护理

（1）督促、协助患者养成早晚刷牙、漱口的卫生习惯。对危重、木僵、生活不能自理者，予以口腔护理。

（2）新患者入院，做好卫生处置，检查有无外伤、头虱等，并及时做处理。

（3）督促患者饭前便后洗手，每日梳头、洗脸、洗脚，女患者清洗会阴。定期给患者洗澡、理发、洗发、剃须、修剪指甲。生活自理困难者，由护士协助或代为料理。

（4）卧床患者予以床上沐浴、定时翻身、按摩骨突部位皮肤，帮助肢体功能活动，保持床褥干燥、平整，做好防压疮护理。

（二）排泄护理

（1）由于患者服用精神科药物容易出现便秘、排尿困难甚至尿潴留的情况，因此护士要每天观察患者的排泄情况。对3日无大便的患者，可遵医嘱给予缓泻剂，必要时进行灌肠。平时鼓励患者多饮水，多食蔬菜水果，多活动，以预防便秘。对排尿困难或尿潴留者，先诱导排尿，无效时可按医嘱导尿。

（2）对大小便不能自理者，如痴呆、慢性衰退等患者，要摸索其大小便规律，定时督促，伴护入厕或给便器，并进行耐心训练。尿湿衣裤时，及时更换，保持床褥的干燥、清洁。

（三）衣着卫生及日常仪态护理

关心患者衣着，随季节变化及时督促和帮助患者增减衣服，以免中暑、感冒、冻伤等。关心和帮助患者修饰仪表仪容，鼓励患者适当打扮自己，尤其是病情缓解、康复待出院患者和神经症患者，有利于患者增强自尊、自信，增加生活情趣。

三、饮食护理

评估患者有无拒食、厌食、暴饮暴食、吞食异物、吞咽困难等问题。帮助患者维持正常的营养代谢，并保证患者进食过程的安全。

（一）进餐前的安排

1.进餐形式　一般采用集体用餐方式，有利于调动患者进食情绪，消除患者对饭菜的疑虑，有利于护理人员全面观察患者进餐情况。

2.进餐安排　安排患者于固定餐桌，各就各位，有秩序，方便工作人员观察。进餐时分别设普通桌、特别饮食桌、重点照顾桌。

（1）普通桌居多，供大多数合作或被动合作的患者就餐，给予普通饮食。

（2）特别饮食桌，供少数有躯体疾病患者或宗教信仰对饮食有特别要求的患者就餐。由专人看护，按医嘱、按病情、按特殊要求，准确无误地给适宜的饮食。

（3）重点照顾桌，是安排吞食困难、拒食、藏食、生活自理困难需喂食者，由专人照顾。

（4）重症患者于重症室内床边进餐。

（二）进餐时的护理

（1）在进餐过程中，护士分组负责观察，关心患者进餐情况，如进餐时秩序、进食量、进食速度。防止患者倒食、藏食。防范患者用餐具伤人或自伤。巡查有无遗漏或逃避进餐的患者，并提醒患者，细嚼慢咽，谨防抢食、窒息。

（2）药物反应严重、吞咽动作迟缓的患者，要给予软食或无牙饮食，酌情为患者剔除骨头。进食时切勿催促，给予充分时间，必要时予以每口小量喂食。并由专人照顾，严防意外。

（3）对抢食、暴食患者，安排单独进餐，劝其放慢进食速度，并适当限制进食量。对欲吞食异物的患者要重点观察，必要时予以隔离。对拒食患者的护理需针对不同原因，想办法使之进食，必要时给予鼻饲或静脉补液，并做进食记录，重点交班。

四、睡眠护理

睡眠的好坏预示患者病情的好转、波动或加剧。严重的失眠可使患者产生焦虑、烦躁、抑郁，导致病情恶化，甚至发生意外事件。因此，做好睡眠护理是不可忽视的工作。

（一）创造良好的睡眠环境

（1）病室空气流通，温度适宜，光线柔和。床褥干燥、清洁、平整，使患者感觉舒适。

（2）保持环境安静，兴奋躁动的患者应安置于隔离室，并及时做安眠处理。工作人员做到"四轻"，即说话轻、走路轻、关门轻、操作轻，保持病室内安静。就寝时，可让患者听轻柔的催眠乐曲，有利安定情绪。

（二）安排合理的作息制度

为患者制定合理的作息时间并督促执行。白天除了安排1～2小时午睡外，其他时间要组织患者参加适宜的工、娱、体活动，有利于其夜间正常睡眠。

（三）促进患者养成有利睡眠的习惯

（1）睡前忌服引起兴奋的药物或饮料，餐后不过量饮茶水。临睡前要排尿，避免中途醒后难以入眠。

（2）睡前避免参加激动、兴奋的娱乐活动和谈心活动，不看情节紧张的小说和影视片。

（3）睡前用暖水浸泡双脚或沐浴，促进睡眠。

（4）采取健康的睡眠姿势，不蒙头盖面，不俯卧睡眠。

（四）加强巡视，严防意外

护士要深入病床边勤巡视，仔细观察患者睡眠情况，包括睡眠姿势、呼吸音、是否已入睡等。要善于发现佯装入睡者，尤其对有自杀意念的患者做到心中有数，及时做好安眠处理，防止意外发生。

第四节　精神科患者的管理与分级护理

一、精神科病房的管理

随着社会的进步和医学模式的转变，精神科护理管理模式已由原来单一的全封闭式管理，逐步向半开放式和全开放式管理模式转变。

（一）开放式管理

开放式管理是为了锻炼和培养稳定期患者的社会适应能力，满足患者的心理需要，调动患者的积极性和主动性，促进患者早日康复，帮助患者逐步做到生活自理，适应正常社会环境，早日回归社会。开放式管理主要适用于一些神经症，病情稳定、康复期待出院及安全住院、配合治疗并自觉遵守各项纪律的患者。

1. 半开放式管理　是指在精神障碍封闭病房住院的患者在病情允许的情况下，由医生开具医嘱，在每日常规治疗完成后可以在家属陪同下外出活动，周末可安排患者由家属陪伴回家，周一返院。通过一系列的社会交往活动，使患者尽可能不脱离社会，并保持愉快的心情，增强患者生活的自信心，早日回归社会。

2. 全开放式管理　患者有自我管理的权利，患者多数是自愿接受治疗的，希望有更多的知情权，生活上和物品管理上也是以自我管理为主。病房环境是完全开放的，在家属陪同下患者能外出活动，但要在规定时间内返回病房进行治疗。这种管理方法促进了患者与外界的接触和情感交流，减少了情感和社会功能的衰退，有利于精神康复和家庭社会功能的提高。

（二）封闭式管理

封闭式管理模式便于组织管理、观察和照顾精神障碍患者，可以有效防止意外事件的发生。封闭式管理更适合于精神疾病急性期，严重的冲动、伤人、毁物、自杀、自伤及病情波动无自知力的患者。

二、精神科的分级护理

（一）特殊护理的标准与内容

1. 特殊护理的标准

（1）精神障碍患者伴有严重躯体疾病，病情危重，随时有生命危险，生活完全不能自理者。

（2）因精神药物引起的严重不良反应，出现危象、危及生命者。

（3）有严重的冲动、伤人、自杀及逃跑行为。

（4）有意识障碍，中度木僵，严重的痴呆、抑郁、躁狂状态，或伴有严重躯体合并症。

2. 特殊护理的内容

（1）设专人护理、评估病情，制定护理计划，严密观察生命体征的变化，保持水、电解质平衡，准确记录出入量，并做好护理记录。

（2）正确执行医嘱，按时完成治疗和用药。

（3）给予患者生活上的照顾，每日晨晚间护理一次，保证患者口腔、手足、皮肤、会阴及床单位的清洁。

（4）协助卧床患者床上移动、翻身及有效咳嗽，每两小时1次，执行预防压疮流程，保证患者皮肤无压疮。

（5）保证患者每日入量，根据病情严格记录出入量。

（6）对于约束患者，严格执行约束制度，保证患者的监护过程安全、清洁，保持患者卧位舒适及功能位。

（7）加强留置导管的护理，无导管污染及脱落。

（8）履行相关告知制度并针对疾病进行健康教育。

（9）保持急救药品和抢救器材的良好功能状态，随时做好抢救准备。

（10）详细记录各项治疗护理措施。

（二）一级护理的标准与内容

1. 一级护理的标准　精神症状急性期；严重药物副反应；生活部分可以自理，但病情随时可能有变化；特殊治疗需观察病情变化。

（1）一级A：有严防自杀自伤、冲动、走失倾向的患者，严重药物副反应的患者，严重躯体并发症的患者。

（2）一级B：严防摔伤、约束的患者，病情波动较大的患者。

（3）一级C：除上述情况之外的一级护理患者。

2. 一级护理的内容

（1）安全护理措施到位，定时巡视，密切观察病情。将患者安置在护士易于观察的病室内，每30分钟巡视一次；观察治疗过程中的各种副反应，有无自伤、自杀倾向。

（2）正确执行医嘱，按时完成治疗并指导患者正确用药。

（3）给予或协助患者完成生活护理，每日晨晚间护理一次，保证口腔、头发、手足、皮肤、会阴及床单位的清洁。

（4）必要时协助卧床患者床上移动、翻身及有效咳嗽，每两小时1次，执行预防压疮流程，保证患者皮肤无压疮。

（5）指导患者饮食，保证摄入量。

（6）对于约束患者，严格执行约束制度，保证患者的监护过程安全、清洁。患者卧位舒适，指导患者进行功能锻炼。

（7）履行相关告知制度并针对疾病进行健康教育，做好心理援助和康复指导。

（8）随时做好抢救准备。

（三）二级护理的标准与内容

1. 二级护理的标准　精神疾病缓解期，生活能自理，轻度痴呆患者。

2. 二级护理的内容

（1）安全护理措施到位，定时巡视，常规完成临床观察项目。

（2）遵医嘱按时完成治疗和用药并指导患者正确用药。

（3）遵医嘱指导患者饮食。帮助或协助患者提高生活自理能力，保证患者卧位舒适，床单位整洁。

（4）履行相关告知制度并针对疾病协助功能训练及进行健康教育。

（四）三级护理的标准与内容

1. 三级护理的标准　精神疾病恢复期，躯体症状缓解，生活能自理。

2. 三级护理的内容

（1）安全护理措施到位，定时巡视，常规完成临床观察项目。

（2）遵医嘱按时完成治疗和用药并指导患者正确用药。

（3）遵医嘱指导患者饮食，协助患者的生活护理，保持床单位整洁。

（4）履行相关告知制度，并针对疾病指导患者进行功能训练及健康教育。

【知识链接】

精神科病房安全管理制度

1. 患者入院时应严格检查是否随身携带危险品、贵重物品及药品。

2. 严格执行交接班制度，各班交班时要查患者数，对有自杀自伤、伤人毁物、私逃企图和行为及危重患者重点交接。

3. 患者外出治疗、检查、活动时，应有专人接送，返回病区时应清点人数，严防将危险品带入病区，禁止在病区内吸烟。

4. 护理人员应坚守岗位，认真执行护理巡视制度，勿使患者蒙头睡觉，以防意外。一级病房患者应做到24小时监护，重点严防患者随时有人陪伴。

5. 患者洗澡时应有护士照顾，防止烫伤、跌倒或溺水，对老年和重点患者应加强护理。

6. 静脉给药的患者、需要保护的患者应有专人看护，做到心中有数。

7. 病区内危险物品，如剪刀、指甲剪、消毒剂、注射器、体温计、约束带等应定数量和定点放置，认真交接清点，如有遗失，要立即寻找并报告护士长。治疗后查清用物，不得将器械、药品等危险品遗留在病房内。

8. 出入病区、护士站、医生办公室、治疗室、抢救室、配膳室、值班室、库房应随手锁门，钥匙收好，严防落到患者手中。

9. 做好病区各种电器设备、消防栓、门窗、玻璃、锁、床、危险物品等安全检查，做到日小查、周大查，节前节后重点查，及时清除隐患，及时维修。

10. 做好患者及家属、陪护人员的安全教育，家属探视在探视室进行，探视过程中应有护理人员进行巡视，防止家属给患者带入危险物品和不清洁食物。

11. 严格执行给药制度，发药后检查患者口腔，看服到胃，注意观察患者的药物不良反应，及时给予对症处理。

12. 护理人员应密切观察，随时掌握患者的病情变化和心理问题，并给予恰当的处理，以免发生意外。

13. 病房内有维修、修缮工作时，护士应告知工程人员看护好工具，必要时派人协助照管或隔离工程场所，防止遗留工具在病房或被患者拿取以造成意外。

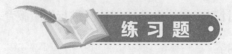

练习题

一、选择题

1. 接触精神障碍患者的技巧中，下列哪项是不适当的？（　　　）

　A. 表情要自然　　　　　　　B. 对妄想患者，可通过争辩，帮助其认识自身疾病

　C. 语气轻柔，语速要慢　　　D. 对老年患者，可通过触摸使其感到温暖

　E. 双目平视

2. 下列对精神障碍患者的饮食护理措施中，错误的是（　　　）。

　　A. 不能自行进食的患者，应做好喂饭，必要时给以鼻饲或输液

　　B. 开饭时要巡视病房，防止遗漏　　　　C. 重点患者要专人照顾，加强观察

　　D. 采用单独进餐方式　　　　　　　　　E. 防止患者倒食、藏食

3. 下列安全护理措施，不正确的是（　　　）。

　　A. 有伤人、自杀、外走的患者，护士要做到心中有数

　　B. 严重患者安置在重症室内24小时监护　　C. 病区危险品要严加管理

　　D. 每30分钟巡视住院患者1次　　　　　E. 重点患者，不离视线，防患于未然

4. 护理兴奋躁动患者时，下列哪项措施不合理？（　　　）

　　A. 鼓励其多与其他患者交往　　　　　　B. 安排在较安静的地方

　　C. 避免伤人、自伤　　　　　　　　　　D. 保证其饮食、睡眠

　　E. 引导患者朝建设性方向消耗过剩的精力

5. 如何对精神障碍患者进行日常生活护理？（　　　）

　　A. 做好口腔和皮肤护理　　　　　　　　B. 做好排泄护理

　　C. 关心患者衣着　　　　　　　　　　　D. 关心和帮助患者修饰仪容仪表

　　E. 以上都是

6. 下列对暴饮暴食者的护理方法中，错误的是（　　　）。

　　A. 适当限制患者入量　　　　　　　　　B. 限制患者进餐速度、数量

　　C. 可采用单独进餐方式　　　　　　　　D. 鼓励集体进餐

　　E. 防止食脏物、危险物品

7. 对神经症患者，应实施（　　　）。

　　A. 封闭式管理　　　　　　　　　　　　B. 半开放式管理

　　C. 开放式管理　　　　　　　　　　　　D. 综合管理

　　E. 不允许外出散步、购物等

8. 下列对不同症状患者接触时的要点，不正确的是（　　　）

　　A. 对缄默不语的患者，静坐其身旁　　　B. 对妄想患者，不要与其争辩

　　C. 对抑郁消极患者，诱导其述说内心痛苦　D. 对攻击行为患者，勿与其交谈

　　E. 对木僵患者，切忌在他们面前讨论病情

二、思考题

1. 试述建立治疗性护患关系的技巧。

2. 简述精神科安全管理的主要内容。

第四章 精神科常见意外事件的防范及护理

1. 掌握精神科常见意外事件的护理措施。
2. 熟悉精神科常见意外事件的防范措施。
3. 学会识别精神科的意外事件，对发生意外的患者实施有效的护理。
4. 具有爱护患者的高级情感及与患者建立良好护患关系的意识。

第一节 意外的预防

一、加强危险物品的管理

精神科危险物品应妥善保管、严格清点，以防患者利用而作为自伤、伤人的工具。

（一）危险物品分类

（1）绳带类物品如安全带、病号服、腰带、鞋带、毛巾、约束带或撕成布条的被单、松紧带、长裤、耳机、项链、输液器等。

（2）玻璃器皿类物品如水杯、瓶罐、输液瓶、玻璃片等。

（3）锐利物品如剪刀、针、理发工具、修理工具、发卡、戒指等。

（4）易燃物品如打火机、火柴、乙醇、衣被等。

（5）医疗器械如血压计、听诊器、体温计、输液架等。

（6）有毒物品如抗精神病药物、麻醉药，消毒制剂如84消毒液等。

（7）其他物品如清扫工具拖把、保温杯等。

（二）把好安全检查关

在新患者入院或请假出院患者返院、患者外出活动、探视返回病房及家属进入病房探视患者时，护士应仔细查看有无携带或暗藏危险物品，发现后立即收回，严防将其带进病房。

（三）建立健全安全制度

病区内使用的医疗器械如血压计、听诊器、体温计、输液架等，被服、安全带等物品，护士在交接班时，应进行清点登记，如发现丢失应立即查找，不得疏忽大意。药品柜和器械柜用毕加锁。护士出入办公室、治疗室及储藏室等要随手锁门。医生及护士进行操作时，应注意保护医疗器械，治疗完毕认真清点，不得将危险物品遗留在病房内。病区内的设施、电器等物品应定时检修，如有损坏，应及时维修，维修时应由专人看护，禁止患者在此逗留，维修使用的工具应清点带出病房并清扫现场，以杜绝隐患。清扫用具应放在固定地点保管，各室在规定时间开放，由专人管理，用后锁好门。

二、加强危重患者的管理

对危重患者应实行重点监护，随时观察病情变化，掌握患者活动规律，了解患者的心理动态，及早发现意外的先兆，并采取有效措施，防患于未然。严格探视制度，对探视者要交代清楚有关探视规定及注意事项，并在指定地点进行，严防将刀、剪、火柴、烟等危险物品交与患者。对有自杀观念和藏药企图的患者，应严格监视服药，杜绝积藏药物自杀。对兴奋躁动的患者，要尽快稳定其情绪，耐心细致地做好护理工作。

三、坚守岗位

护士应严格坚守岗位，不得擅离职守；严格交接班制度，认真清点人数，严防患者走失，对患者活动场所要经常巡视，活动结束后，应关好门窗；严防患者在病室内或床上吸烟，应在指定地点吸烟，打火机及火柴由护士保管。夜间和清晨是意外事件最易发生的时刻，要按规定加强巡视，防止危险发生。

第二节　常见意外事件的防范及护理

一、噎食患者的护理

噎食是指食物堵塞咽喉部或卡在食管的狭窄处，甚至误入气管，引起呼吸窒息。噎食多发生在年老体弱、吞咽动作迟缓、有严重的药物反应及抢食等患者身上。一旦发生噎食，后果不堪设想，应引起高度重视。

噎食防范预案如下：

（1）严密观察患者病情及有关药物的副反应，一旦出现药物副反应要立即通知医生处理，同时应给予流质或半流质饮食。

（2）精神障碍患者一般采用集体用餐。开饭期间医护人员要严密观察患者进食情况，并劝导患者细嚼慢咽，酌情协助，防止噎食。对年老或药物反应严重、吞咽动作迟缓的患者，由专人守护进食或喂食，必要时给予软饭或流质饮食。

（3）对抢食的患者，应安排单独进餐，分量分次进食或由专人喂饭。对暴食者，劝其放慢进食速度，适当控制其进食量，避免给患者食用带骨或刺的食物。

（4）发现患者噎食，立即清除其口咽部食物，疏通呼吸道。就地抢救，分秒必争。

（5）若食物进入气管，患者出现呛咳、面色苍白和严重呼吸困难时，应采取以下措施：

1）将患者置仰卧位，肩下垫高，颈部垂直，使气管位置尽量接近于表面皮肤。

2）立即用一粗针头在环状软骨下方1～2 cm处刺入气管，使呼吸道暂时通畅。

3）紧急气管切开。做好气管切开准备，协助医生做气管切开手术。

4）经上述处理后，呼吸困难可暂时缓解，食物仍滞留在气管内者，需请五官科医生会诊，采用气管镜等方法取出食物。

5）取出食物后应防止吸入性肺炎。

6）预防再次发生噎食。嘱患者吃饭时细嚼慢咽，适当减少抗精神病药物剂量或换药。

（6）患者复苏后要卧床休息，加强基础护理，严密观察病情及生命体征变化，应用抗生素预防肺炎及其他部位感染，气管切口处要保持清洁，及时给予换药。

（7）正确及时书写护理记录。

二、暴力行为患者的护理

暴力行为的防范预案如下：

（1）建立适宜的环境，将患者安置在重症观察室内，与同类患者分开，以免互相影响。房间内设施简单、温度适宜，环境安静、宽敞，避免噪音，减少环境的刺激作用。做好分级护理及病区内危险物品的管理。

（2）接触患者时态度和蔼，对患者提出的合理要求尽量满足，对不合理的要求耐心解释，避免激惹患者。

（3）密切观察病情变化，根据病情采取相应的安全护理措施。注意患者的安全护理，防止患者由于突然冲动而伤及自身或他人。

（4）详细了解患者病史，对有暴力行为史的患者要特别注意，了解其心理动态，及时发现冲动先兆，采取相应的护理措施。

（5）对严重躁动的患者根据医嘱给予保护性约束，约束时注意保护带松紧适宜，患者体位舒适，定时查看患者末梢循环情况。做好患者的生活护理。严格交接班制度，床前交接。

（6）患者在症状未缓解前，应禁止探视。

（7）护士应认真观察此类患者药物治疗后的副反应，如有发生应及时报告医生处理，待患者药物副反应消失后，及时进行心理护理，疏导患者对药物的恐惧心理。

（8）及时正确书写护理记录。

【知识链接】

危险性评估的注意事项

在风险评估及制定策略时，须注意以下几点：

1. 应区分静态与动态、近期与远期的风险　静态风险是指不能通过干预改变的，如人口学特征、既往暴力等；动态风险是指可通过干预改变的，如非法持有武器、精神症状、物质滥用等。近期风险主要指当时的应激状态、精神症状等，远期风险主要指人格特征、社会支持及环境等。

2. 注重评估工具与临床观察的结合　危险性评估工具虽然已经有了较大发展，但与其他评估一样，尽管标准化程度、一致性、准确率在不断提高，但工具依然不能替代临床观察。

3. 评估须综合多方意见 危险性评估应综合考虑其他工作人员、家属、社会工作者、临床心理学家等多方的意见。

4. 明确评估的目的 虽然预测是为了预防，但目前的研究大多集中于预测，对预防的关注不够。

三、自杀患者的护理

自杀是指自愿并主动结束自己生命的行为。自杀的方式一般为自缢、撞击和切割身体、触电、坠楼、一次性吞服大量药物或农药等。自杀频率一般以夜间、凌晨、交接班、工作人员少、繁忙之时最高。场所主要是厕所、洗手间等。自杀是精神科病房发生最严重的意外事故，因此要高度重视。

【知识链接】

自杀前的心理特点

自杀者在自杀前具有共同的心理特征，常表现为以下几个方面：

1. 大多数自杀者的心理活动呈矛盾状态，处于想尽快摆脱生活的痛苦与求生欲望的矛盾之中，"生存还是死亡"犹豫不决。此时他们常常提及有关死亡或自杀的话题，其实并不真正地想去死，而是希望摆脱痛苦。

2. 自杀行为多具有冲动性，跟其他冲动性行为一样，常被日常的负性生活事件所触发，且自杀冲动常常仅持续几分钟或几小时。

3. 自杀者在自杀时的思维、情感及行动明显处于僵化之中，常常以悲观主义的先占观念看待一切，拒绝及无法用其他方式考虑解决问题的方法。

自杀行为的防范预案如下：

（1）加强治疗措施及护理工作，关心和同情患者，多与患者沟通，及时掌握患者在不同时期的异常心理活动、病情变化、饮食及睡眠等情况，耐心做好患者的心理护理，鼓励患者倾诉内心的痛苦，帮助患者树立战胜疾病的信心。

（2）护士应坚守岗位，密切观察病情，做到心中有数。发现患者有某种可疑迹象时，及时采取有效措施，加强防护。认真执行安全护理工作制度，密切巡视患者，对有强烈自杀企图的患者要专人看护，其活动不得脱离工作人员的视线范围，严格交接班制度。注意观察患者的睡眠情况，不准患者蒙头睡觉，入厕超过5分钟要及时查看。禁止外出，如必须外出，应由专人陪护。

（3）严格检查危险物品，严防将绳索、小刀、剪刀、玻璃、碎铁片、铁钉等危险物品带入病室，患者外出归来或家属探视完毕后，都要注意检查。每日进行晨晚间护理时，要注意查看患者的床铺、床头柜及衣服内有无危险物品，发现后应立即收回。随手锁门，防止患者入内窃取物品用作自杀、自伤工具。病室内的设施、家具、电器等物品要经常检修，如有损坏，应及时维修。维修使用的工具，应清点后带出病区，并清扫现场，以杜绝隐患。

（4）给患者服药时，要认真检查，特别是对有藏药行为的患者更应特别注意，防止患者将药片夹在指缝间或藏在齿颊及舌下等处，服药后应检查患者的手、口及水杯，防止患者累积药物顿服。发药时，要看护好药车，防止患者抢服药物或打翻药车。

（5）凡有自杀、自伤企图的患者应控制在重症病室，严加防范，保证安全。对有严重自杀企图的患者应有专人监护，同时要重点交接班。发生自杀自伤时，应一边积极进行抢救，一边向上级汇报。如果患者确已死亡，则应注意在不影响抢救的条件下，尽可能地保持现场，同时应对现场隔离，以免对其他患者产生不良影响。

（6）家属探视时需要在指定的地点进行，护士向家属交代注意事项，并嘱其在规定的时间内将患者送回，检查有否带回锋利物品及其他危险物品。

（7）药物治疗过程中抑郁情绪可加重，甚至引起自杀、自伤，有些抑郁状态患者可能会出现假象，突然情绪活跃，但其睡眠饮食无改善，说明病情并未好转，应加强治疗及护理。有些患者病情波动，再次出现悲观消极，要特别注意防范。

（8）充分动员和利用社会支持系统，帮助患者走出低谷，让患者觉得自己没有被家庭、社会抛弃，树立战胜疾病的勇气和信心。

（9）详细记录病情变化，严格交接班。

四、走失患者的护理

走失行为的防范预案如下：

（1）护士应详细了解患者的病史，掌握患者的病情变化，有逃跑企图者应安排在重点病室以便观察，严格交接班。详细记录患者的家庭住址、联系方式，以便走失后及时查找。

（2）加强入院指导，主动向患者介绍病区环境，使其尽快熟悉周围的环境，减少或消除陌生感和不适应感。

（3）密切观察病情，多与患者交流，了解患者的思想动态、心理压力，及时发现走失先兆，给予恰当的心理疏导，并将患者安排在远离大门口的房间，禁止患者在大门口逗留。熟记患者的外貌特征，以便走失时查找。

（4）工作人员要认真履行岗位职责，加强巡视患者的活动，使其活动自始至终不离开工作人员的视线范围。有严重走失企图的患者禁止外出活动，如必须外出或做检查时应有专人看护。

（5）加强责任心，在患者外出活动前后应清点人数，并有专人陪同，禁止患者单独出入病区。护士出入病区及办公室时，应随手关门；妥善保管好自己的钥匙，不能将病区的钥匙交给患者使用。经常检修病房的门窗，每日检查危险物品，进出病房时要注意防护，防止患者趁机走失。

（6）护士应态度和蔼，对患者提出的合理要求应尽量满足，对不合理要求则应耐心给予解释。注意患者的心理护理，鼓励患者多参加集体活动，使之心情愉快，安心住院。

五、精神科药物过量中毒患者的护理

精神药物有可能因为使用不当而中毒，也可能是患者有意藏匿大量抗精神病药物或镇静安眠药集中吞服，蓄意自杀，使机体尤其是中枢神经系统功能受到严重影响，甚至完全抑制。多数药物中毒只要及早发现，及时抢救，一般都能转危为安。因此，一经发现应立即抢救。

精神药物过量的防范预案如下：

（1）病区内的药品要妥善保管，剧毒药品要加锁，严格交接班，发现缺失应立即查找。工作人员要养成随手关门的习惯，防止患者趁机进入治疗室擅自取药。

（2）发药时，加强检查，包括患者的口、手、杯，确保患者将药物服下，同时看护好药盘，防止患者自己取药。

（3）晨晚间护理时，护士应严格检查患者的床铺、床头桌、衣物等，发现药物要及时收回，杜绝药品置于床褥及床头桌内，对有自杀企图的患者更应仔细认真检查。

（4）请假出院或请假外出的患者返回病区时由当班护士认真做好安全检查工作，防止患者将药物私自带入病区。

（5）院外服毒患者来院时意识往往处于模糊或昏迷状态，不能叙述病史，或不愿讲明情况，而陪送人员对此也了解甚少。但不管怎样，我们应该向第一个发现患者异常情况的人尽可能多地了解情况，搞清楚患者所服药物的种类及剂量；询问患者最近病情、所配药品的种类及其数量。

（6）一旦发生服药过量事件，立即将患者安置到抢救室进行抢救。采取催吐、洗胃、导泻等手段，以迅速帮助患者排出毒物；同时迅速建立静脉通路，维持液体出入量的平衡，根据病情调整输液速度，防止肺水肿。密切观察病情变化，注意呼吸衰竭、循环衰竭、脑水肿、急性肾功能衰竭的发生；保持呼吸道通畅，及时清除患者口鼻及上呼吸道内的分泌物，防止舌后坠，取下活动义齿，根据医嘱给予氧气吸入。注意保暖，做好生命体征监测，记录24小时出入量。

（7）及时正确书写护理记录。

练习题

一、选择题

1. 精神疾病患者急危状态不包括（　　）。

　　A. 暴力行为　　　　　　　　B. 自杀行为　　　　　　　　C. 出走行为

　　D. 拒绝进食　　　　　　　　E. 噎食行为

2. 下列暴力行为发生时的处理措施，错误的是（　　）。

　　A. 寻求帮助　　　　　　　　B. 控制局面　　　　　　　　C. 解除危险物品

　　D. 隔离与约束　　　　　　　E. 大声呵斥制止

3. 下列噎食的预防护理措施中，错误的是（　　）。

　　A. 严密观察患者的病情和药物不良反应

　　B. 吞咽反射迟钝应给予软食，必要时给予半流质

　　C. 避免带骨、带刺的食物

　　D. 对抢食及暴饮暴食的患者，应集体进食

　　E. 对吞咽困难的患者，应有专人守护进食或喂食

4. 下列不属于精神科危险物品的是（　　　）。

　　A. 水果　　　　　　　　　　B. 腰带　　　　　　　　C. 玻璃片

　　D. 火柴　　　　　　　　　　E. 剪刀

5. 精神科最严重的危机状态是（　　　）。

　　A. 抢食行为　　　　　　　　B. 出走行为　　　　　　C. 自杀行为

　　D. 暴力行为　　　　　　　　E. 噎食行为

6. 意外事件最易发生的时刻是（　　　）。

　　A. 治疗时　　　　　　　　　B. 午休时　　　　　　　C. 进餐时

　　D. 夜间和清晨　　　　　　　E. 集体活动时

7. 护理有暴力倾向患者时，下列措施不合理的是（　　　）。

　　A. 鼓励其多与其他患者交往　　B. 安排较安静的地方　　C. 避免伤人毁物

　　D. 保证饮食和睡眠　　　　　　E. 满足患者合理要求

8. 精神障碍患者一般不会选择下列何种自杀时机？（　　　）

　　A. 工作人员少时　　　　　　B. 繁忙之时　　　　　　C. 进餐时

　　D. 夜间和清晨　　　　　　　E. 交接班时

9. 精神障碍患者一般不会选择下列何种自杀方式？（　　　）

　　A. 自缢　　　　　　　　　　B. 触电　　　　　　　　C. 饮水

　　D. 大量服药　　　　　　　　E. 切割身体

10. 患者一旦发生服药过量应立即抢救，下列选项不合理的是（　　　）。

　　A. 催吐　　　　　　　　　　B. 洗胃　　　　　　　　C. 导泻

　　D. 休息　　　　　　　　　　E. 迅速建立静脉通路

二、思考题

1. 简述自杀行为的防范预案。

2. 试述噎食患者的急救护理。

第五章　精神障碍治疗过程的护理

学习目标

1. 掌握常见抗精神病药物的不良反应及护理，电休克治疗的适应证、禁忌证及护理。
2. 熟悉常用精神药物的适应证、禁忌证。
3. 了解心理治疗、康复治疗、中医治疗的护理。
4. 学会识别常见抗精神病药物的不良反应，对使用药物产生不良反应的患者实施有效的护理。
5. 具有爱护患者的高级情感及与患者建立良好护患关系的意识。

第一节　精神药物治疗及护理

精神药物是指作用于中枢神经系统、影响精神活动的药物。20世纪50年代氯丙嗪的问世，开创了现代精神药物治疗的新纪元。近年来，精神药物不断增多，分类方法多种多样，按其临床作用特点，可分为四类：抗精神病药物、抗抑郁药物、抗躁狂药物、抗焦虑药物。下面分别介绍其常见药物的临床应用、不良反应及处理方法。

一、精神药物类别

（一）抗精神病药物（antipsychotic drugs）

抗精神病药物因其镇静作用非常强，早期被称为镇静剂。按药理作用可分为两种：一种是典型抗精神病药物（传统抗精神病药物），代表药物有氯丙嗪、奋乃静、氟哌啶醇等，主要药理作用为阻断中枢多巴胺D_2受体。另一种是非典型抗精神病药物，按药理作用分为四类：①5-羟色胺和多巴胺受体拮抗剂，如利培酮、奥氮平、喹硫平、齐拉西酮等；②多受体作用药，如氯氮平；③选择性多巴胺D_2/D_3受体拮抗剂，如氨磺必利；④多巴胺受体部分激动剂，如阿立哌唑。

【知识链接】

抗精神病药物的作用机制

目前可用的抗精神病药物主要有以下几种受体阻断作用：①多巴胺受体阻断作用，主要是阻断D_2受体；②5-羟色胺受体阻断作用，主要是阻断5-HT2A受体；③肾上腺素受体阻断作用，主要是阻断α_1受体，可产生镇静作用及体位性低血压、心动过速、性功能减退等副作用；④胆碱受体阻断作用，主要是阻断M_1受体，可产生多种抗胆碱能副作用，如口干、便秘、排尿困难、视物模糊、记忆障碍等；⑤组胺受体阻断作用，主要是阻断H_1受体，可产生过度镇静和体重增加的副作用。

抗精神病药物的药理作用广泛，除了上述与受体阻断有关的作用外，还具有加强其他中枢抑制剂的效应、镇吐、降低体温、诱发癫痫及对心脏和血液系统的影响等作用。

1.抗精神病药物的适应证　抗精神病药物的适应证十分广泛，临床主要用于治疗精神分裂症和分裂情感障碍的急性发作和维持治疗、躁狂发作、伴有精神病性症状的抑郁、躯体疾病伴发的精神病性症状、精神活性物质所致的精神障碍。

2.抗精神病药物的禁忌证　有过敏史，严重的心血管疾病，肝、肾疾病，严重感染，血液病、造血功能不良，各种原因引起的中枢神经系统抑制或昏迷。白细胞过低者、老年人、孕妇和儿童等慎用。

3.常见不良反应及处理

（1）锥体外系反应：是典型抗精神病药物治疗最常见的神经系统副作用，主要包括四种表现。

1）急性肌张力障碍：出现最早，主要表现为颈面肌肉痉挛，患者可表现头后仰、眼球上翻、斜颈、张口困难、角弓反张、脊柱侧弯等。处理：肌注东莨菪碱或盐酸苯海索口服，也可减少药物剂量或换服锥体外系反应低的药物。

2）类帕金森症：最为常见，主要表现为震颤、肌张力增高、运动不能、自主神经功能紊乱、流涎、多汗等。处理：通常采用减少药物剂量或剂量不变加服抗胆碱能药物如盐酸苯海索。

3）静坐不能：主要表现为心神不宁、坐立不安、反复走动或原地踏步。易误诊为精神病性激越或精神病加剧，故而错误地增加抗精神病药剂量而使症状进一步恶化。处理：可用普萘洛尔或肌注地西泮等。

4）迟发性运动障碍：多见于持续用药几年后，主要表现为吸吮、鼓腮、伸舌、躯干和肢体舞蹈样动作等。目前治疗尚无有效药物，关键在于预防，早期发现即停用或减量使用，或换用锥体外系反应低的药物。

（2）抗胆碱能副反应：表现为口干、心悸、瞳孔扩大、排尿困难和便秘等。轻者一般不需处理，几天后可慢慢恢复；重者减量或停用，对症处理。

（3）心血管系统的不良反应：直立性低血压、心律失常和猝死等，一旦发生应密切观察病情，及时报告医生并配合抢救。

（4）精神方面的副反应：表现为疲乏、嗜睡、动作缓慢，严重者可出现意识障碍等，减量或停用可消失或恢复。

（5）消化系统：口干、恶心、呕吐、食欲缺乏、腹泻、便秘等，多数可自行消失，重者减量或停用，对症处理。

（6）其他：可有粒细胞缺乏（氯氮平发生率较高）、一过性谷丙转氨酶升高、皮疹、视物模糊、内分泌及代谢改变等。如果白细胞计数低，应避免使用氯氮平、氯丙嗪等，并且应用这些药物时应常规定期监测血象。

（二）抗抑郁药物（antidepressant drugs）

抗抑郁药物主要用于治疗和预防各种抑郁发作。另外，对强迫、焦虑、恐惧、疑病等也有一定效果。目前主要按照药理作用或作用机制进行分类，常用抗抑郁药物有：三环类抗抑郁药（TCAs）、单胺氧化酶抑制剂（MAOIs）、选择性5-羟色胺再摄取抑制剂（SSRIs）、5-羟色胺和去甲肾上腺素再摄取抑制剂（SNRIs）、5-羟色胺阻滞和再摄取抑制剂（SARIs）、去甲肾上腺素和多巴胺再摄取抑制剂（NDRIs）等。TCAs和MAOIs属传统抗抑郁药物，其他均为新型抗抑郁药物。

【知识链接】

常用抗抑郁药物

1.三环类抗抑郁药（TCAs）：如丙咪嗪、氯米帕明、阿米替林、多塞平等。

2.单胺氧化酶抑制剂（MAOIs）：如吗氯贝胺等。

3.选择性5-羟色胺再摄取抑制剂（SSRIs）：如氟西汀、帕罗西汀、舍曲林、氟伏沙明等。

4.5-羟色胺和去甲肾上腺素再摄取抑制剂（SNRIs）：如文拉法辛、度洛西汀等。

5.5-羟色胺阻滞和再摄取抑制剂（SARIs）：如曲唑酮。

6.去甲肾上腺素和多巴胺再摄取抑制剂（NDRIs）：如安非他酮。

1.抗抑郁药物的适应证　适用于各种抑郁障碍、强迫障碍、焦虑症、慢性疼痛等。

2.抗抑郁药物的禁忌证　严重的心、肝、肾疾病，粒细胞减少，闭角性青光眼，前列腺肥大，TCAs过敏等禁用。儿童、孕妇、癫痫患者和老年人慎用。

3.抗抑郁药物的不良反应

（1）抗胆碱能副作用：最常见，表现为口干、便秘、排尿困难、扩瞳、视力模糊、青光眼加剧等。

（2）神经系统副反应：表现为嗜睡、乏力、双手细小震颤等。

（3）心血管系统：常见有心动过速、体位性低血压、眩晕等。

（4）其他：如头痛、失眠、恶心、过敏性皮疹、肝损害、粒细胞减少、体重增加等。

（三）抗躁狂药物（antimanic drugs）

抗躁狂药物又称心境稳定剂（mood stabilizers），是治疗躁狂及预防双相障碍的躁狂或抑郁发作的一类药物。主要包括锂盐（碳酸锂）和某些抗癫痫药如丙戊酸盐、卡马西平和拉莫三嗪等。

1.碳酸锂　碳酸锂是锂盐的一种口服制剂，也有口服缓释剂型，为最常用的心境稳定剂。

（1）适应证：用于躁狂症和双相障碍，对躁狂症及双相障碍的躁狂发作或抑郁发作均有治疗和预防复发作用。是急性躁狂的首选药物。

（2）禁忌证：肾功能障碍、严重心血管疾病、电解质紊乱、急性感染、低盐饮食者禁用，帕金森病、癫痫、老年人、孕妇等慎用。

（3）不良反应：①早期的不良反应：疲乏、无力、嗜睡、手指震颤、厌食、上腹不适、恶心、呕吐、腹泻、多尿、口干等；②后期的不良反应：持续多尿、烦渴、体重增加、甲状腺肿大、黏液性水肿、手指震颤；③锂中毒先兆：频繁呕吐、腹泻、手指粗大震颤、抽动、呆滞、困倦、眩晕、构音不清和意识障碍等。当检测血锂浓度超过1.4 mmol/L时即可出现锂中毒，应立即停用，大量给予生理盐水或高渗钠盐加速锂的排泄，或进行人工血液透析。

2. 丙戊酸盐 常用有丙戊酸钠和丙戊酸镁。对躁狂症的治疗效果与锂盐相当，对混合型躁狂、快速循环型双相障碍及锂盐治疗无效者可能疗效更好。有肝、肾疾病者慎用，孕妇、血液病及过敏者禁用。常见不良反应有胃肠刺激症状及镇静、共济失调、震颤等。

3. 卡马西平 对治疗急性躁狂和预防躁狂发作均有效，尤其对锂盐治疗无效的、不能耐受锂盐副作用的及快速循环发作的躁狂患者，效果较好。青光眼、前列腺肥大、糖尿病、酒依赖者慎用，粒细胞缺乏、血小板减少、严重心脏病、肝病等患者，以及孕妇和过敏者禁用。

（四）抗焦虑药物（anxiolytic drugs）

抗焦虑药物的应用范围广泛，种类较多，主要用于减轻焦虑、紧张、恐惧，稳定情绪，兼有镇静催眠作用。目前常用的抗焦虑药物为苯二氮䓬类，其他还有5-HTis受体部分激动剂丁螺环酮和坦度螺酮、β-肾上腺素受体阻滞剂如普蔡洛尔、多数抗抑郁药及部分抗精神病药（小剂量使用）均有抗焦虑作用。本部分主要介绍苯二氮䓬类药物及丁螺环酮。

1. 苯二氮䓬类 具有抗焦虑、抗惊厥、镇静催眠、肌肉松弛作用。常用药物有地西泮、氯硝西泮、劳拉西泮、三唑仑、艾司唑仑等。

（1）适应证：苯二氮䓬类既是抗焦虑药也是镇静催眠药，临床应用广泛，用于治疗各类神经症、各种失眠及各种躯体疾病伴随出现的焦虑、紧张、失眠、自主神经系统紊乱等症状，也可用于各类伴焦虑、紧张、恐惧、失眠的精神病及激越性抑郁、轻性抑郁的辅助治疗。还可用于癫痫治疗和酒精急性戒断症状的替代治疗。

（2）禁忌证：严重心肝肾疾病、药物过敏、药物依赖、青光眼、重症肌无力、酒精及中枢抑制剂使用时应禁用。老年人、儿童及孕妇慎用。

（3）不良反应：常见有过度镇静、困倦、嗜睡、耐药和成瘾、注意力不集中、记忆力下降等。

2. 丁螺环酮 是非苯二氮䓬类抗焦虑药物。通常剂量下没有明显的镇静、催眠、肌肉松弛作用，也无依赖性报道。主要适用于各种神经症所致的焦虑状态及躯体疾病伴发的焦虑状态，还可用于抑郁症的增效治疗。对惊恐发作疗效不如三环抗抑郁药。起效一般比苯二氮䓬类慢。与其他镇静药物、酒精没有相互作用。不会影响患者的机械操作和车辆驾驶。孕妇、儿童、严重心肝肾疾病者、青光眼者、重症肌无力者、对药物过敏者慎用。常见不良反应有头晕、头痛、失眠、恶心、口干、无力、激动等。

二、精神药物治疗严重不良反应的护理

（一）吞咽困难患者的护理

（1）评估患者吞咽困难的程度和性质。

（2）耐心向患者解释吞咽困难是由药物不良反应引起，可以消除，减轻患者的紧张恐惧。若发生吞咽困难，应告知患者进食时要放慢速度，少量进食，细嚼慢咽，以防噎食。

（3）对发生呛咳的患者，喝水可用吸管或小勺。开饭时要统一进食，工作人员要严密观察患者

的进食情况，根据需要可将馒头泡在菜汤里，或给予流质或半流质饮食，必要时小心喂食。对呛咳严重的患者，可给予鼻饲饮食或静脉营养。

（4）严密观察患者的情况，发现患者呛咳或吞咽困难应立即报告医生处理，同时写好护理记录并做到床边交接。

（5）向患者及家属做好宣传教育，告知患者及家属吞咽困难时不宜食用蛋糕、馒头、煮鸡蛋、糯米食品，以免发生噎食。

（6）若不慎发生噎食或食物误入气管而发生窒息时，应立即就地抢救，同时通知医师，必要时立即进行气管切开。按噎食患者护理常规护理，气管切开时按气管切开患者护理常规护理。

（二）锥体外系不良反应患者的护理

（1）评估患者锥体外系不良反应的症状，如急性肌张力障碍、静坐不能、药源性帕金森综合征等。

（2）向患者宣教药物治疗与不良反应之间的关系，使患者主动配合治疗。丰富患者的生活，鼓励患者多参加一些工娱疗活动，以转移其注意力。教患者学会使用放松技巧，以减少或减轻锥体外系不良反应，消除其紧张心理。

（3）一旦发生锥体外系不良反应，应及时报告医生处理。根据病情协助患者料理日常生活，必要时遵医嘱给予药物处理或减少原有的药物剂量。同时要关心、体贴、理解、尊重患者，建立良好的护患关系，使患者配合治疗，提高治疗的依从性。

（三）碳酸锂中毒患者的护理

（1）向患者宣教锂盐毒性及不良反应的相关知识，以便患者及时向医护人员反馈。

（2）遵医嘱定时检测血锂浓度，当血锂浓度>1.4 mmol/L时，即可出现锂中毒，应及时报告医生处理。

（3）密切观察患者意识、生命体征及中毒症状的变化，及时书写护理记录并做好交接班。

（4）鼓励患者多饮水，进食足量食盐，一般每日不少于3 g，以保证水与电解质的平衡，同时利于锂盐排出。

（5）观察记录尿量变化、肢体水肿情况，严防心、肾功能衰竭。

（四）体位性低血压患者的护理

（1）评估患者用药后反应，有无头晕、眼花、心悸等不良反应。

（2）向患者宣教药物治疗的同时可能出现的不良反应，使其消除紧张情绪。告知患者在改变体位如起床、站立时动作要缓慢，尽量不要长时间地处于蹲位，如出现眩晕、眼前发黑时，要立即扶床、墙等周围支撑物，就地坐下或躺下，以免跌倒。活动时要劳逸结合，避免剧烈运动，热水淋浴时间不宜过长等。

（3）对年老、体弱、伴有心血管疾患，或既往有体位性低血压病史的患者，药物加量不宜过快，同时应注意血压监测，如血压低于平时水平或血压过低，应及时报告医生处理。

（五）便秘和尿潴留患者的护理

（1）每日评估患者排尿、排便的次数、性状及是否通畅。

（2）向患者讲解精神药物可能引起的不良反应，消除患者的紧张焦虑情绪。指导患者多饮水，多食水果及含纤维丰富的蔬菜。鼓励患者适当增加活动量，促进肠蠕动。

（3）详细询问患者大便情况，若3日无大便，应及时报告医生，遵医嘱给予通便药，4日以上未大便者应给予温肥皂水灌肠并详细记录。对经常发生便秘的患者，可让患者食用蜂蜜，也可用番泻叶代茶饮。指导患者每日按摩下腹部以促进肠蠕动。

（4）对排尿困难者，应分析原因。如有尿潴留，应协助诱导排尿（如听流水声、膀胱区按摩、穴位按压等），以促进排尿。对膀胱充盈，诱导排尿无效者，应报告医生，遵医嘱给予利尿剂，如仍无尿液排出，则应考虑在无菌条件下行导尿术以帮助患者排尿。

第二节　电休克治疗及护理

电休克治疗（electrical shock therapy）是以适量、短暂的电流刺激大脑引起短暂意识丧失和全身抽搐发作，以达到控制精神症状的一种治疗方法。

一、电休电治疗的注意事项

（一）电休克治疗的适应证

（1）严重抑郁，有强烈自伤、自杀企图及行为，以及明显自责、自罪者。

（2）极度兴奋躁动、冲动伤人者。

（3）拒食、违拗和紧张性木僵者。

（4）精神药物治疗无效或对药物治疗不能耐受者。

（二）电休克治疗的禁忌证

（1）中枢神经系统疾病，如颅内占位性病变、脑血管疾病、癫痫。

（2）急性的全身感染、发热，体温在37.5℃以上者。

（3）心血管疾病，如冠心病、心肌梗死、高血压、心律失常、主动脉瘤及心功能不全者。

（4）骨关节疾病；出血或不稳定的动脉瘤畸形；有视网膜脱落潜在危险的疾病，如青光眼。

（5）严重的呼吸系统疾病，严重的肝、肾疾病。

（6）60岁以上老人、12岁以下儿童、孕妇、身体极度虚弱者。

二、电休克治疗的并发症

1.骨折与脱臼　抽搐时若没有固定好肢体与关节，可能造成患者骨折或脱臼。脱臼以下颌多见，骨折以第4~8节胸椎压缩性骨折多见。

2.呼吸停止　一般抽搐停止后10~30秒内呼吸自行恢复。如自主呼吸未恢复应立即进行人工呼吸、吸氧，注射呼吸中枢兴奋剂。

3.记忆障碍　部分患者治疗后出现暂时性可逆的记忆力减退，近期记忆最常受损。一般在治疗停止后1~3个月可恢复。

4.其他　治疗结束后意识朦胧状态、兴奋不安，应予保护性约束；头昏、头痛、恶心、呕吐等，短期内可恢复。

三、无抽搐电休克治疗

现已对传统电休克治疗进行改良，称之为改良的电休克治疗或无抽搐电休克治疗，其适用范围广，安全性高，并发症少。

改良电休克治疗操作是在麻醉师参与下施行，治疗前肌注阿托品0.5 mg。按患者年龄体重给予1%硫喷妥钠1.0～2.5 mg/kg诱导患者入睡，待患者出现哈欠、角膜反射迟钝时，给予0.2%氯化琥珀酰胆碱（司可林）0.5～1.5 mg/kg静脉注射，观察肌肉松弛程度。当腱反射消失或减弱，面部、全身出现肌纤维震颤，呼吸变浅，全身肌肉放松（一般约为给药后2分钟）时，即可通电2～3秒。观察口角、眼周、手指、足趾的轻微抽动，持续30～40秒，为一次有效的治疗。

目前国内外大多数国家都已采用改良的电休克治疗作为一种标准的治疗方法。改良电休克治疗并发症的发生率较传统电休克治疗低且程度较轻，但可出现麻醉意外、延迟性窒息、严重心律不齐，应立即给予心肺复苏。

四、电休克治疗的护理

（一）治疗前环境、用物和药品的准备

1.环境　安静、清洁、宽敞。

2.急救器械　如简易人工呼吸器、给氧设备、压舌板、舌钳、体温计、血压计、约束带、皮肤消毒剂、注射器、心电监护仪。

3.急救药品　如呼吸兴奋剂等。

4.电休克治疗机

（二）治疗前患者的准备

（1）详细的体格检查，如肝功、血常规、心电图、脑电图、胸部X摄片等。

（2）向患者做好解释，消除其恐惧心理，以争取患者合作。

（3）治疗前4～8小时禁食、禁饮。

（4）治疗前测量体温、脉搏、血压并记录在治疗单上。如生命体征异常应及时报告医生处理。

（5）通常于治疗前15～30分钟皮下注射阿托品0.5～1.0 mg，防止迷走神经过度兴奋，减少分泌物。若第一次治疗呼吸恢复不好，可在以后每次治疗前15～30分钟皮下注射洛贝林3.0～6.0 mg。

（6）治疗前嘱患者排空大小便，取下发夹、假牙、眼镜，松解领扣和腰带。

（三）治疗操作及护理

（1）将患者仰卧于治疗台上，四肢保持自然伸直姿势，扁枕垫于胸椎第4～8节，使脊柱前突以减少骨折。固定头部，用纱布包好牙垫置于患者上下臼齿之间防止咬伤。操作者用右手紧托患者的下颌，由3～4名助手保护患者，适度保护患者肩、肘、膝关节，以防引起骨折和脱位，禁止用力过度。

（2）一切准备就绪，即可擦导电液，放电极通电。

（3）发作停止后立即去掉扁枕，将患者头偏向一侧，使唾液流出。抽搐停止20~30秒后，如自主呼吸仍未恢复，应立即进行人工呼吸。

（4）及时填写电休克治疗单，整理用物。

（5）治疗结束后，患者应卧床休息，由专人守护，意识未完全恢复前不可离开。

（6）注意观察患者治疗后反应，监测生命体征，如发现患者头、背部及肢体疼痛、呕吐或其他不适反应，立即报告医生进行检查处理。

（7）保持环境安静，注意保暖。患者完全苏醒2小时后可进食。

第三节　心理治疗及护理

心理治疗又称精神治疗，是应用心理学的原则和方法，治疗患者的心理、情绪、认知与行为有关的问题。心理治疗是用语言和非语言人际交往技术来建立良好的医患关系为基础，解除患者的异常行为和各种心理症状，完善人格和增强身心健康水平。

一、心理治疗的分类

心理治疗种类繁多，根据其采用的心理学派理论的不同，可将心理治疗分为分析法、行为疗法和人本主义心理治疗。分析法来源于经典精神分析法，旨在帮助个体获得对自己不良的情感和行为的自知力；行为疗法用以帮助患者改变非适应性行为和情感；人本主义心理治疗则是为患者创造一个有利于个体成长和个人发展的体验。根据其应用场所，心理治疗又可分为住院治疗、心理卫生中心治疗和日间机构治疗、专科治疗和普通科室治疗。根据其治疗模式可将心理治疗分为个体心理治疗和集体心理治疗或家庭心理治疗。而根据治疗时间长短可将心理治疗分为短程和长程心理治疗，短程心理治疗只需1~2次就可达到目的，长程心理治疗可能需要持续数年之久。

二、心理治疗的基本过程

（一）开始阶段（交谈1~3次）

1.收集信息　关心患者，尽快建立良好的医患关系。了解患者的病因、病情、病程、人格特征及对疾病的态度、以往的经历和遭遇的生活事件。

2.初步诊断　根据收集到的资料及与患者诊断性的会谈来找出问题，做出初步诊断。诊断前必须排除精神病、神经病（脑和神经系统有器质性疾病），然后才能诊断有无心理障碍及其障碍的性质和程度。

（二）中间阶段

中间阶段分为两个阶段，即分析和认识问题阶段、转化和重建阶段。这是一个有机联系的连续过程。

1.分析、认识问题阶段　治疗者在良好的医患关系和对问题获得了完整、清晰看法的基础上，选取问题做进一步讨论。应用倾听、疏导和鼓励等技巧，让患者进一步开放自己的心扉，弄清问题形成的整个经过，对问题进行评估，找出问题的关键所在和可能的原因，在此基础上对问题形成一个能清楚分析又比较全面的印象和新的领悟，以便做出适当的选择，确定治疗目标和治疗策略。

2.转化和重建阶段　治疗者在澄清问题、明确目标的基础上，通过医患的协作，共同实施治疗计划，解决心理问题。治疗者要运用心理治疗的技术，并提供各种学习和训练方法，促进患者领悟，重建认知、情感、行为的正常功能。

两个阶段是一个有机联系的连续过程。在转化和重建阶段，也常有问题需要讨论，取得共识。有的患者解决一个问题后，又有新的问题，需重新分析和认识。因此，以上两个阶段是有机联系的一个连续过程。

（三）巩固结束期

医患双方认为治疗目标已达到，可以结束治疗。治疗者应提出进一步的训练、巩固等建议，并鼓励患者用已学到的应对技巧处理各种问题；患者应坚持执行治疗程序，并向治疗者报告自己的经验体会，以巩固疗效。

【知识链接】

现代心理治疗的基本要素

随着我国"生物—心理—社会"医学模式日渐深入人心，医疗服务强调以人为本，临床各科医生和患者的精神卫生意识明显增强，对心理治疗和心身医学服务知识和技术的需求也大量增加。

当前应该依法推广、普及具备如下基本要素的科学心理治疗：①由具有社会认可身份、受过专业训练的人员，如医生、临床心理学工作者实施；②在专门的医疗机构、场所实施；③以助人、促进健康为目的，不损害患者身心健康和社会利益；④遵守技术规范和伦理原则，并符合法律的要求；⑤掌握适应证和禁忌证，不滥用、误用药物；⑥对治疗过程及其后果能够控制、查验，能及时发现和处理副作用，能进行合理解释，不使用超自然理论。

三、心理治疗工作者的条件及护士在心理治疗中的角色

作为一名心理治疗工作者应具备相应的专业素质和人格素质。心理治疗工作者主要是指精神病医师、心理学家、护士、社会工作者或治疗师、咨询师等接受并通过专业资格培训达到专业标准的专业人员。此外，心理治疗工作者还应具备如下个人特征：能深入思考，对患者的需求敏感，不太容易冲动。护士在心理治疗中起着不容忽视的作用，可以为患者提供心理咨询和有关危机、应激及心理卫生方面的宣教，也可针对社区资源就心理治疗和心理咨询提供参考意见。另外，有经验的精神科护士还可应用心理治疗技术为患者提供支持，并采取相应的措施进行干预。

四、心理治疗的护理

（1）护理人员应首先根据精神障碍的诊断确定心理护理目标，然后制定计划，最后实施心理护理。

（2）护士在进行心理护理时，不仅应注意与患者的沟通，了解他们的心理问题及影响治疗与康

复的心理社会因素，而且要注意及时与医生进行交流，互通信息，以便全面、有针对性地为患者提供医疗服务。

（3）可进行一般性心理治疗，如支持性心理治疗、放松训练、小组或集体形式的治疗。此外，护理人员还可承担工娱治疗、音乐治疗、运动治疗等基础治疗的相关工作。

第四节　工娱和康复治疗及护理

一、工娱治疗与护理

工娱治疗是通过工作、劳动、集体的文体娱乐活动丰富和调节患者的住院生活，缓解精神症状，改善交往能力，防止精神衰退，提高适应环境能力的治疗方法，是恢复期或慢性期精神病患者一种重要的辅助治疗。

（一）工娱治疗的组织与方法

1.工娱治疗的组织　工娱治疗的规模，应根据医院的性质与床位数而定。专职的工娱治疗人员不但要具备精神疾病专业知识，还应具备一定的组织能力、技术能力和广泛的兴趣爱好，最好是受过专门训练的护理人员。专职护理人员负责组织患者开展活动，计划安排患者每周、每日的活动，及活动时间、地点、内容；选择患者参会、科普知识讲座会等；对患者工娱治疗进行观察，做好治疗记录，与医生保持联系。此外，还推荐病情缓解、有组织能力、在患者中有威信、热情为患者服务的患者参与管理，在医护人员的指导下开展活动，维持病房秩序。

2.工娱治疗的内容与方法

（1）文娱活动：主要有阅读、音乐、电影、电视、舞蹈、下棋、打牌等活动。

（2）体育活动：每日晨跑、早操、健美操。球类如乒乓球、羽毛球等，棋牌类如象棋、跳棋等，还可开展各类比赛。

（3）劳作：适当组织没有危险性的手工劳动，如缝纫、绣花、编织、插花、绘画、书法、美术、剪纸、雕刻、打扫卫生等。

（4）学习与健康教育：组织患者每日读报、看新闻、了解国内外大事；举办医学科普知识讲座、康复经验交流、治疗期疑难问题咨询问答会；学习医院有关制度，并配合国家及医院中心工作开展活动，以便患者不脱离社会。

（二）工娱治疗的护理

（1）护士在了解病情，掌握患者一般情况的基础上，要组织患者积极参加工娱治疗活动，根据病情、患者特长选择不同的项目，充分调动患者的主观能动性，以达到有效治疗的目的。

（2）护士应督促指导患者完成各项治疗内容。对兴趣不高的患者，要鼓励他们参加；对技艺生疏的患者，要耐心教给他们操作方法；对接受能力较差或效率低的患者，要耐心指导，不可指责、讽刺，以防伤害患者的自尊心和积极性；对懒散、卧床、不愿参加工娱治疗的患者，可交给定额任务，限期完成，从而培养患者的责任感、纪律性和劳动观念，逐步提高患者参加工娱治疗活动的积极性和自觉性。制定奖励条例，定期召开讲评会、成品展览会，对表现突出的患者可给予精神及物质奖励，以达到行为矫正的目的。

（3）工娱治疗活动应计划周全，统筹安排，对患者在工娱活动中出现的各种心理问题，要善于诱导，满足患者心理需要。当患者出现急躁情绪而放弃活动时，护士要帮助患者寻找原因，并给予启发与鼓励。在不影响工作的情况下，可与患者共同参加工娱治疗活动，使患者感到亲切、友善、平等。

（4）工娱治疗中的各项活动，都必须以患者安全为前提，注意观察患者表现，严防患者利用工娱器具伤人、自杀或外走，预防各种意外事件的发生。因此，护士必须注意各种工娱用品的保管与使用，切勿丢失，如若中途离开应予以陪伴；各种治疗完毕，要认真清点人数、用物，及时书写治疗记录，并做好交接工作。

二、康复治疗与护理

精神疾病的康复治疗是指通过对精神病患者进行生活、职业、学习等技能的反复训练，来恢复或减轻疾病对患者心理社会功能的损害，以尽量提高其生活技能、减轻精神残疾、重新回归社会的一种治疗方法。

（一）康复治疗的原则

康复治疗原则是功能训练、全面康复、重返社会。功能训练系康复的方法和手段，全面康复是康复的准则与方针，重返社会则为康复的目标和方向。

【知识链接】

精神康复的主要任务

1.生活技能训练和社会心理功能康复　认真训练生活、学习、工作方面的行为技能，包括独立生活的能力、基本工作能力、人际交往技能、解决问题技能、应付应激技能等，使患者能够重新融入社会。

2.药物自我管理能力训练　包括使患者了解药物对预防与治疗的重要意义，自觉接受药物治疗；学习有关精神药物的知识，对药物的作用、不良反应等有所了解，学会识别常见的药物不良反应，并能进行简单处理。

3.学习求助医生的技能　在需要的时候，能够自觉寻求医生的帮助，能向医生正确地提出问题和要求，能有效地描述自己所存在的问题和症状。能够在病情出现复发迹象的时候，及时向医生反映，得到合理的处理。

（二）康复治疗的方法与护理

1.日常生活行为的技能训练　对精神障碍患者的日常生活技能训练，应根据不同病情采取不同方法。对慢性衰退患者，由于他们行为退缩、情感淡漠、活动减少、生活懒散、仪表不整，有的完全不能自理生活，就着重训练个人卫生、饮食、衣着行为，必须要坚持每日数次手把手地督促教育。对社会功能受损不严重的患者，由于急性期过后尚残留某些精神障碍，表现为被动，则对日常生活技能要全面训练，多加督促与引导。可采取奖惩等强化手段，增强和巩固疗效。

2.学习行为的技能训练　这项训练目的是训练精神障碍患者处理和应付各种实际问题的行为技能，学习内容宜使用趣味性强、易于接受与应用性结合的题材，可采取类似于课堂教学的形式，也可采用对话、宣传册或表演心理剧、情景剧等形式，主要内容包括：药物治疗的自我管理技能训练、学习求助的技能、文化知识和一般技能。

3.就业行为的技能训练　各种功能障碍的康复都必须开展作业疗法，即实行劳动方面的技能训练。目的是使精神病患者具有一定的工作就业的行为技能，为重返社会做好准备。要求专业人员按照技能训练的原则结合具体患者的实际开展不同的行为训练内容，如简单的作业训练、工艺制作活动及职业性劳动训练。

第五节　精神障碍的中医治疗及护理

我国医学有着独特的理论及治疗护理体系。其中阴阳五行学说、四诊八纲、病因病机、脏腑经络、辨证施治等法则，均适用于精神疾病的诊断、治疗和护理。在精神医学临床实践中，应用中医中药，辨病与辨证相结合，对提高精神疾病的治愈率、减少复发率、减轻副作用有着积极的作用。

一、精神障碍的中医治疗

精神科临床上采用辨病与辨证相结合的原则，即以西医的诊断分型，再结合中医辨证论治。目前中医对精神疾病辨证分型采用精神症状和躯体症状相结合的分型方案。现就精神科临床常见症型做简要介绍。

1.痰湿内阻型

主要症状表现：急躁多怒，神志逆乱，语无伦次，面红耳赤，舌苔厚，脉数或滑数等证。

治疗法则：涤痰化郁。

主要方剂：温胆汤、礞石、滚痰丸加减。

药物选用：橘红12 g、瓜蒌15 g、半夏10 g、竹茹10 g、胆南星12 g、柴胡12 g、郁金12 g、香附9 g、茯苓12 g、远志8 g、菖蒲9 g、龙骨30 g、牡蛎30 g、礞石15 g、大黄12 g。

2.实火盛型

主要症状表现：起病急骤、狂躁、言语增多、动作增多、兴奋吵闹、形体壮实、小便短赤、大便秘结、舌苔黄燥、脉数或洪数等证。

治疗法则：清热泻火。

主要方剂：大承气汤、龙胆泻肝汤加减。

药物选用：黄连9 g、黄柏12 g、大黄12 g、柴胡12 g、龙胆草10 g、石膏30 g、芒硝9 g、龙骨30 g、牡蛎30 g、知母10 g、黄芩10 g、甘草6 g、羚羊角1 g。

3.气滞血瘀型

主要症状表现：情绪不稳、语无伦次、妄见妄闻、思维破裂、面色暗晦、舌紫瘀斑、脉涩或数等。

治疗法则：理气化瘀、活血破血。

主要方剂：血腑逐瘀汤、癫狂梦醒汤加减。

药物选用：桃红15 g、红花9 g、青皮12 g、陈皮12 g、赤芍15 g、香附12 g、当归8 g、龙骨30 g、牡蛎30 g、半夏9 g、丹皮10 g、大黄12 g、柴胡12 g。

4.阴虚火旺型

主要症状表现：头晕目弦、五心烦热、口干盗汗、失眠、耳鸣、腰膝酸软、便秘、舌苔如镜面或少苔、舌质红或红降、舌有沟裂、脉弦细数或沉细数而无力，有久病伤阴或热病伤阴的病史。

治疗法则：滋阴降火。

主要方剂：六味地黄丸、当归饮加减。

药物选用：土地黄15 g、麦冬12 g、丹皮12 g、地骨皮12 g、石斛12 g、沙参12 g、枣仁2 g、远志8 g、枸杞子10 g、五味子10 g、菖蒲12 g、山药12 g、茯苓10 g。

5.阴虚亏损型

主要症状表现：情感淡漠、孤独退缩、思维贫乏、呆滞少神、懒散思睡、面色苍白、舌质淡、脉细数。

治疗法则：温补肾阳。

主要方剂：肾气丸、当归饮加减。

药物选用：黄芪9 g、党参12 g、熟地10 g、龟板12 g、补骨脂12 g、淫羊藿9 g、山药9 g、茯苓12 g、砂仁9 g、干姜6 g、附片4 g、甘草6 g、陈皮9 g。

二、精神障碍中医治疗的护理

（一）服用汤剂的护理要点

（1）服中药的温度要适宜，一般药液温度在40～60℃。不可服凉药，避免伤了胃气。

（2）根据不同病情而选定服药的方法、温度和时间。如对被害妄想较重患者，服药可先让其他患者先服，服药时间最好要在饭后两个小时后再服，避免引起呕吐，加重妄想症状。患者看到他人服药安然无事后会顺利服药，否则受妄想症状支配看见黑乎乎的中药而误认为是毒药而拒服。

（3）因中药汤剂味苦、量多，要耐心说服患者服下。服药时护士要注意防止不合作患者乘机将药倒掉。对不合作患者可行鼻饲给药。

（4）注意观察药物的反应。注意做好饮食卫生护理，对副作用明显的患者应及时报告医师处理。

（二）针刺治疗的护理

1.适应证　癔症、神经衰弱及各种精神疾病。

2.禁忌证　重症心脏病、高血压、肺部疾病、脑器质性疾病、骨折、年老体弱、孕妇、严重脱水及出血性疾病。

3.注意事项

（1）做好患者的心理护理，使患者解除顾虑，说明治疗意义，取得合作。

（2）治疗前全面了解病情，常规查体，取下活动义齿及眼镜。

（3）备好操作用物、消毒用品、牙垫及急救物品等。

（4）操作一般取半坐或仰卧位。根据病情选用合适穴位，治疗完毕拔针时，针孔稍按片刻，以防出血。治疗结束时，应清点毫针，以防遗漏，并做好治疗记录。

（5）一般每日治疗一次。也可根据病情需要，每日治疗2~3次。一般30天为一疗程，必要时可延长。针刺治疗可与中医中药治疗或精神药物治疗合并应用，以提高疗效。

第六节　精神障碍外科治疗及护理

精神外科是研究与应用外科手术方法治疗精神病的一门学科。手术的基本原理是在脑内精神活动相关的部位切除、破坏或切断一部分脑组织，中断它们之间的某些联系通路，起到调整脑功能的作用，达到消除或减轻精神症状的目的。

一、精神障碍外科治疗注意事项

（一）手术指征

目前认为手术主要应用于情感性精神病，手术效果最好，其次是对某些神经官能症与精神分裂症，也有一定效果。手术指征为抑郁症、躁狂症、焦虑症、强迫症及紧张状态等。器质性精神病很少采用手术。

（二）手术时机

通常是选择患病已达三年以上，经过各种药物治疗，效果不显著、反复发作的慢性病例。但是也有学者认为，手术对慢性病例的效果不如早期手术好，主张只要诊断明确，经内科治疗不愈者，即可选择手术，以提高疗效。

（三）手术禁忌证

凡伴有明显的智能障碍、脑退行性改变严重者、合并严重的周身疾病者均不适于进行精神外科手术。精神外科手术是一种选择性的手术，诊断首先要明确，然后才能选择手术，并需征得家属的同意，履行手续签字后，才能施行手术。

二、精神疾病外科治疗的护理

对施行外科手术治疗的精神障碍患者的护理要求，除了一般神经外科的常规护理外，又有特殊的护理特点，同时还要掌握患者的心理状态，做好心理护理，使患者积极主动与医护人员配合。

（一）术前护理

（1）做好术前准备，术前6~8小时禁食禁水。按医嘱执行术前用药。

（2）充分了解病情，对不同的精神症状特点要实施特殊的护理，防范意外发生。

（3）认真做好术前患者生命体征的检查及症状体征的护理记录，以便术后对照观察。

（4）做好患者及家属的思想工作，消除对手术的顾虑，取得其协作配合。

（5）协助医生向家属交代病情及手术的有关事宜。

（6）注重心理护理，心理护理是保证手术成功的重要一环，掌握患者的心理状态，解除对手术的顾虑，增强战胜疾病的信心。

（二）术后护理

1.患者回病房后取平卧位，头偏向一侧，抬高床头 手术全麻患者在意识未完全清醒前，要注意保持呼吸道通畅，维持呼吸循环功能，防止窒息和肺部感染，适当吸氧，并注意口腔及呼吸道分泌物的清除，预防并发症。注意观察伤口局部有无渗血、渗液及感染等，注意防止创口感染。保证输液速度和输液管通畅。躁动患者应予及时处理和预防，避免随意应用镇静剂，以免影响病情观察。

2.密切观察病情变化 术后要注意观察意识改变，分析生命体征变化规律。要定时测量血压、脉搏和呼吸，观察瞳孔变化，直至病情稳定为止。一旦发现病情变化，应及时报告医生，以便及时处理。

3.加强生活护理 术后注意定时翻身，及时更换床单被褥，保护皮肤清洁干燥，防止褥疮或合并感染发生。饮食以易消化、富有维生素及高营养为主。部分患者术后可出现嗜睡、懒散、迟钝、主动性下降等，为此，应注意主动调节周围环境气氛，鼓励患者适当活动，协助患者正常生活。

4.加强功能训练 对术后有肢体功能障碍患者，要鼓励早期下床功能锻炼，指导肢体被动锻炼，适当配合针灸、理疗、按摩等，促进肢体血液循环。术后有言语障碍者，要进行言语功能训练，加强指导，有助言语早日康复。

5.术后指导继续服药巩固治疗 精神病患者或癫痫患者，术后不能立即停药，要坚持术后继续服药巩固疗效，其药量按医嘱维持治疗。

练习题

一、选择题

1.下列哪类不是常用的精神病药物？（   ）

    A.抗精神病药   B.抗抑郁药   C.抗躁狂药

    D.清热解毒药   E.抗焦虑药

2.成人锂盐中毒剂量为（   ）。

    A.0.8 mmol/L   B.1.0 mmol/L   C.1.4 mmol/L

    D.1.8 mmol/L   E.2.0 mmol/L

3.下列哪种药物是典型抗精神病药物？（   ）

    A.氟哌啶醇   B.奥氮平   C.氯氮平

    D.喹硫平   E.利培酮

4.应用抗精神病药物最常见的不良反应是（   ）。

    A.心血管反应   B.锥体外系反应   C.恶性症候群

    D.代谢变化   E.超量中毒

5. 下列属于非苯二氮䓬类抗焦虑药的是（　　）。

   A. 地西泮　　　　　　　　　B. 三唑仑　　　　　　　　　C. 劳拉西泮

   D. 丁螺环酮　　　　　　　　E. 艾司唑仑

6. 下列哪项不属于抗抑郁药物的适应证？（　　）

   A. 各种抑郁障碍　　　　　　B. 强迫障碍　　　　　　　　C. 焦虑症

   D. 慢性疼痛　　　　　　　　E. 躁狂发作

7. 下列哪项不属于抗抑郁药物的不良反应？（　　）

   A. 锥体外系反应　　　　　　B. 体位性低血压　　　　　　C. 头疼

   D. 口干　　　　　　　　　　E. 心动过速

8. 电休克治疗最常见的并发症是（　　）。

   A. 头疼　　　　　　　　　　B. 记忆减退　　　　　　　　C. 呼吸暂停

   D. 骨折　　　　　　　　　　E. 恶心、呕吐

9. 治疗躁狂发作的首选药物是（　　）。

   A. 氯丙嗪　　　　　　　　　B. 奋乃静　　　　　　　　　C. 氯氮平

   D. 卡马西平　　　　　　　　E. 碳酸锂

10. 应用锂盐治疗躁狂发作的禁忌证不包括（　　）。

   A. 肾功能障碍　　　　　　　B. 严重心血管疾病　　　　　C. 高盐饮食者

   D. 急性感染　　　　　　　　E. 孕妇

二、思考题

1. 简述精神障碍治疗的常见精神药物有哪四类，并举例1～2种代表药物。

2. 简述锂盐的适应证和禁忌证。锂盐治疗中为什么需要监测浓度？

3. 简述电休克治疗的适应证、禁忌证及护理要点。

第六章 器质性精神障碍患者的护理

学习目标

1. 掌握阿尔茨海默病的临床特点。

2. 熟悉器质性精神障碍的护理评估。

3. 了解器质性精神障碍的诊断及治疗。

4. 学会识别意识障碍、谵妄、痴呆，能对痴呆患者家属作出正确的健康指导。

5. 具有解决器质性精神障碍患者生理、心理问题的专业护理能力。

器质性精神障碍（organic mental disorder）是指由脑部疾病或躯体疾病导致的精神障碍。前者称为脑器质性精神障碍，包括脑变性疾病、脑血管病、颅内感染、脑外伤、颅内肿瘤、癫痫等所致精神障碍。后者是由脑部以外的躯体疾病引起的，如躯体感染、内脏器官疾病、内分泌疾病等。

第一节 器质性精神障碍

一、器质性精神障碍的临床特征

器质性精神障碍的临床表现与原发疾病之间并不存在特异性的关系。不同的病因可以引起相同的精神症状，相同的病因在不同的患者身上也可以引起不同的精神症状。器质性精神障碍临床表现多种多样，根据起病的急缓和病程的长短，可将其大致分为谵妄和痴呆。

二、常见临床综合征

（一）谵妄（delirium）

谵妄是以注意力障碍和意识障碍为特征，在短时间内产生并在一天内症状呈现波动变化的一组综合征，通常伴随着其他认知损伤，如记忆障碍、定向力障碍、感知障碍及睡眠觉醒周期的改变等。因急性起病、病程短暂、病情发展迅速，被称为急性脑综合征（acute brain syndrome）。

1. 病因 导致谵妄的原因很多，常见的病因有药物（尤其是镇静催眠药物、抗胆碱能药物）使用、外科手术、麻醉、严重的疼痛、感染、急性疾病或者突然加重的慢性疾病等。

2. 临床表现 谵妄以注意障碍和意识障碍为临床特征性表现。患者出现神志恍惚，注意力不能集中，意识水平下降，对环境甚至自身定向能力减弱。谵妄常进展较快，其严重程度一天中会有波动，在傍晚和夜晚加重，有昼轻夜重的特点（又称"日落效应"）。

谵妄常伴有以下的改变：

（1）记忆障碍（尤其是近期记忆）。

（2）定向障碍，特别是时间、地点定向障碍，严重时可出现人物定向障碍。

（3）知觉障碍，如错觉或者幻觉，特别是视幻觉。

（4）睡眠—觉醒障碍，包括日间困顿、夜间激越、入睡困难及整夜清醒，部分患者会有昼夜颠倒。

（5）情绪障碍，如焦虑、抑郁、恐惧、易激惹、愤怒、欣快和情感淡漠。

3.治疗　谵妄的治疗，首先需要纠正谵妄病因，即针对原发脑器质性疾病或躯体疾病进行积极治疗。还需营造良好的治疗环境（如医院病房应"昼夜分明"：白天光线充足，夜晚黑暗安静）。家属及医务人员亦应加强对谵妄患者的看护，预防患者发生伤人及自伤行为。

若患者存在严重的感知觉障碍或妄想，且语言安抚无效或行为可能对自身或他人造成危险，则需要药物治疗。一般情况下，推荐抗精神病药物治疗。为避免药物加深意识障碍，应尽量给予小剂量的短期治疗。

（二）痴呆（dementia）

痴呆是指较严重、持续的认知障碍。临床上以缓慢出现的智能减退为主要特征，伴有不同程度的人格改变，但无意识障碍。

1.病因　引起痴呆的病因很多，最常见的是神经系统退化性疾病，在老年期尤以阿尔茨海默病最常见。其他如颅内占位性病变、脑外伤、脑炎、脑血管病变、代谢障碍和中毒等，也是其发病原因。

2.临床表现　痴呆的发生多缓慢隐匿，近记忆受损是最早的核心临床表现之一，患者无法记住约定好的事情或者任务，会记不住最近发生的事情。随着病情的进展，患者远记忆也受损，思维缓慢、贫乏、抽象思维丧失，对一般事物的理解力和判断力越来越差，注意力日渐受损，可出现计算困难及时间、地点和人物定向障碍。

除上述认知功能障碍外，患者还常伴有语言障碍。随病情的发展，可逐渐表现为用词困难，出现命名不能，甚至语言重复、刻板、不连贯或发出无意义的声音。重度痴呆患者表现缄默。

患者可出现人格改变。通常表现兴趣减少、主动性差、情感淡漠、社会性退缩。情绪症状包括焦虑、易激惹、抑郁和情绪不稳等。也可出现幻觉和妄想，内容通常与被盗、遗失、疑病、被害或者配偶不忠有关。

患者的社会功能受损，早期对自己熟悉的工作不能完成；晚期生活不能自理，运动功能逐渐丧失，甚至穿衣、洗澡、进食及大小便均需他人协助。

3.诊断　首先要全面了解病史；其次了解患者起病形式和病程，外伤、脑血管疾病所致痴呆通常为急性起病，其他病因则多为慢性起病。了解患者是否有智能减退和社会功能下降的表现。

智能检查有助于确定是否意识障碍及全面或局部的认知功能不全。认知功能可使用简易精神状态检查（mini mental state examination，MMSE）进行量化评估，它由美国Folstein等人于1975年编制，最初作为评价老年人认知功能的床边工具，后来应用于痴呆的筛查。该量表包括以下7个方面：时间定向力、地点定向力、即刻记忆、注意力及计算力、延迟记忆、语言、视空间。共30项题目，每项回答正确得1分，回答错误或答不出来0分，总分30分。测验成绩与文化水平密切相关，正常界值划分标准为：小学以下＞17分，小学＞20分，初中及以上＞24分（表6-1）。

表6-1　简易精神状态检查（MMSE）

项　目	分　数	最高分
现在是（哪一年）（什么季节）（几月）（几号）（星期几）？		5
我们现在在哪里？（省市）（区或县）（街道或乡）（什么地方）（第几层楼）		5
现在我要说三样东西的名称，讲完后，请您重复讲一次。请您记住这三样东西，几分钟后我会重复问一次。		3
请您算一算100减7，然后再减7，如此一直地计算下去，直到我说"停"为止。（减5次后停）		5
现在请您说出刚才我让您记住的那三样东西是什么。		3
这是什么东西？（铅笔）（手表）		2
请你跟着我说"四十四只石狮子"。		1
我给你一张纸请按我说的去做，现在开始"用右手拿着这张纸，用两只手将它对折起来，放在你的大腿上"。		3
请读出这张纸上面的字，然后照着做。（举起一只手）		1
请你讲任何一句完整的句子。		1
这里有幅图，请你照着画一遍。		1

4.治疗　首先，应及早治疗可治疗的病因；其次，需评估患者认知功能和社会功能损害的程度，以及精神症状、行为问题和患者照料环境。

治疗的原则是提高患者的生活质量，减轻患者给家庭带来的负担。患者管理需从营造舒适环境、关注躯体疾病、对症药物治疗等几个方面综合考虑，包括提供充足的营养、适当运动、改善听力和视力及躯体疾病的治疗等。

目前尚缺乏治疗认知功能障碍的特效药物。抗精神病药物可用于控制精神病性症状、激越行为或攻击行为。由于老年人对抗精神病药物的不良反应更为敏感，故用药应从低剂量开始，缓慢加量，症状改善后需逐渐减量或停止用药。抗抑郁药可用于痴呆伴抑郁的患者，有助于改善痴呆综合征、改善认知功能。

（三）遗忘综合征（amnestic syndrome）

遗忘综合征又称柯萨可夫综合征，是脑部器质性病变导致的选择性或局灶性认知功能障碍，以近事记忆障碍为主要特征或唯一临床表现的综合征。

1.病因　酒精滥用导致硫胺素（维生素B_1）缺乏是最常见的病因，其他如心脏停搏所导致的缺氧、一氧化碳中毒、心脑血管性疾病、脑炎、第三脑室的肿瘤等也可导致遗忘障碍。

2.临床表现　主要表现是记忆障碍，特别是近记忆障碍。患者学习新事物很困难，记不住新近发生的事情。另外常有虚构，患者因为近记忆缺损，常编造生动和详细的情节来弥补。患者意识清晰，其他认知功能和技能相对保持完好。

3.治疗　　主要是针对病因治疗，如酒依赖者戒酒并补充维生素B_1，积极治疗原发疾病。鼓励患者制定、参与康复训练计划，如每天坚持读写任务、记忆数字，以帮助康复。

第二节　脑器质性精神障碍患者的护理

护理案例

> 患者，女，73岁。家人发现近5年来，患者经常丢三落四，东西放下就忘记，近期记忆力明显降低，重复购买相同的物品，做饭忘了关火以致将锅烧干，多次遗失贵重物品，不能回忆早餐内容、记不住邻居和熟人的名字。两周前上街，找不到回家的路。女儿来看她也不认识，指着自己的家说："这是谁的家呀？"吵着要回自己的家。穿衣服常将衣服穿反或是将扣子扣错，被纠正时反而生气。常独自一人呆坐呆立，不主动与人交谈，不关心家人。

请思考：

1. 患者可能的疾病诊断是什么？

2. 根据病情提出对患者的护理措施。

脑器质性精神障碍是脑部有明确组织形态或病理生理改变导致的精神障碍。导致脑器质性精神障碍的常见疾病包括脑变性疾病、脑血管疾病、颅内感染、颅内肿瘤、脑外伤、癫痫等。

一、阿尔茨海默病（Alzheimer disease，AD）

阿尔茨海默病是一种中枢神经系统原发性退行性变性疾病，其病理特征为老年斑、神经元纤维缠结、海马锥体细胞颗粒空泡变性及神经元缺失。临床特征隐袭起病，进行性智能衰退，多伴有人格改变。一般症状持续发展，病程通常为8~10年。

AD是最常见的痴呆类型，占痴呆总数的60%~70%。AD常见于65岁以上的老年人，患病率随年龄的增长而升高，65岁以上患病率约5%，而85岁以上的老年人中20%~50%患有AD。本病通常为散发，女性患者多于男性。

【知识链接】

漫谈阿尔茨海默病

据世界卫生组织统计，2016年全球约有4750万人患有阿尔茨海默病。每年新增病例多达770万例，平均每7秒就有一个人患上阿尔茨海默病，平均生存期只有5.9年。

美国总统里根在1994年公开自己罹患阿尔茨海默病。在公布自己患病的这十年里，里根逐渐丧失了记忆，不认得自己的妻子，不记得回家的路，继而无法讲话、步行或自行进食。里根对病情的披露增进了公众对这个疾病的了解，提高阿尔茨海默病的预防和治疗认知，为阿尔茨海默病的预防和治疗起到了积极的作用。

英国史上第一位女首相——撒切尔夫人的晚年生活在丧夫及饱受阿尔茨海默病困扰中度过。撒切尔夫人的女儿卡罗尔，在书中描述母亲晚年的生活写道，早在2000年，就发现了母亲的记忆力明显衰退，后来加之父亲的去世对母亲的精神打击很大，阿尔茨海默病的症状更趋严重了。逐渐发展到在不自知的情况下重复问同样的问题，直至无法拼凑出一句完整的话，日常生活已严重受到影响。

（一）病因和发病机制

AD的病因及发病机制尚未明确，但目前已发现如下的这些因素参与了AD的发生和发展：

1.遗传因素 约5%的患者有明确的家族史，患者一级亲属中AD的发病率是一般人群的4.3倍。近年发现，三种早发型家族性常染色体显性遗传的AD致病基因，包括21号染色体上的APP基因、14号染色体上的早老素1基因（PS1）及1号染色体上的早老素2基因（PS2）。位于19号染色体的载脂蛋白E（ApoE）基因是晚发型AD的重要危险基因。

2.神经递质障碍 AD患者大脑中存在广泛的神经递质异常，包括乙酰胆碱、单胺、氨基酸类及神经肽等。这些递质对学习和记忆等认知功能有重要的作用。其中比较明显的是乙酰胆碱，随着疾病进展，AD患者脑内乙酰胆碱水平迅速下降，而乙酰胆碱的缺乏与认知功能障碍密切相关。

3.病理改变 AD患者的大体病理呈弥漫性脑萎缩，重量较正常大脑轻。脑回变窄，脑沟增宽，尤以颞、顶、前额叶萎缩更明显，第三脑室和侧脑室异常扩大，海马萎缩明显。镜下病理以老年斑、神经元纤维缠结和神经元减少为主要特征。

（二）临床表现

AD通常起病隐匿，主要表现持续性的、不可逆的智能衰退。根据疾病的发展和认知功能缺损的严重程度，可分为轻度、中度和重度。

1.轻度 患者症状轻微，典型临床表现是记忆障碍，以近记忆受损为主，远期记忆受损不明显。因患者社会功能尚可，记忆障碍容易被忽略。人格改变也往往出现在疾病的早期。患者变得缺乏主动性、活动减少、孤独、自私，对周围环境兴趣减少，对周围人较为冷淡，甚至对亲人漠不关心、情绪不稳、易激惹，对新的环境难以适应。

2.中度 患者记忆障碍日益严重，远期和近期记忆均受损。表现为用过的物品随手即忘，日常用品丢三落四，甚至遗失贵重物品，刚发生的事情也遗忘；忘记自己的家庭住址及亲友的姓名；不能回忆自己的工作经历，甚至不知道自己的出生年月及结婚日期等。严重时出现定向力障碍，容易迷路走失，甚至不能分辨地点。语言功能障碍明显，讲话无序，内容空洞，理解及复述能力差，可有重复言语、模仿言语、刻板言语。患者亦会出现不同程度的失用，难以完成有目的的复杂动作（如刷牙、吃饭、穿衣等感到困难）。失认以不能认识面容最常见，不认识自己的亲人和朋友，甚至不认识镜子中自己的影像。

患者的情绪和行为障碍也比较突出，情绪不稳，易激惹，挫折感强。一些患者会出现显著的幻觉和妄想，幻觉以幻视较多见，妄想以被窃妄想和嫉妒妄想多见。如因找不到自己放置的物品而怀疑被他人偷窃，或因强烈的嫉妒心而怀疑配偶不贞。行为紊乱，常拾捡破烂、乱拿他人之物，亦可表现本能活动亢进，当众裸体，有时出现攻击行为。

3.重度　患者判断力、认知力几乎消失殆尽，幻觉和妄想亦更显著。行为愈发难以被理解。语言表达能力进一步退化，患者只有自发言语，内容单调或反复发出不可理解的声音，最终丧失语言功能。患者自理能力和社会功能极差。活动逐渐减少，并逐渐丧失行走能力，甚至不能站立，最终只能终日卧床，大小便失禁。到病程晚期，可出现原始反射如强握、吸吮反射等。

病程呈进行性，一般经历8~10年，罕见自发缓解或自愈，最后发展为严重痴呆，常因压疮、骨折、肺炎、营养不良等继发躯体疾病，或器官衰竭而死亡。

【知识链接】

阿尔茨海默病十大表现

1. 记忆力改变，干扰日常生活。
2. 计划和解决问题的能力下降。
3. 难以完成熟悉的任务。
4. 时间和空间混淆。
5. 图像理解障碍。
6. 文字读写障碍。
7. 常找不到家中的物品。
8. 判断力下降。
9. 逃避工作和社会活动。
10. 心境和人格改变。

（三）治疗

目前尚无法逆转或阻止AD的病情进展。其主要治疗原则为：治疗行为方面的症状，改善AD认知功能，降低疾病的进展速度，以延缓疾病的发生。

1.改善认知功能的药物治疗

（1）胆碱酯酶抑制剂：胆碱能理论认为，AD患者胆碱能神经元的进行性退变是记忆减退、定向力丧失、行为和人格改变的原因。胆碱酯酶抑制剂不仅可以改善患者的认知功能、全面功能和日常生活能力，还对轻—中度、中—重度AD的早期精神行为异常治疗有效。此类药物包括多奈哌齐、卡巴拉汀、加兰他敏、石杉碱甲等。

（2）NMDA受体拮抗剂：美金刚是低亲和力、非竞争性N-甲基-D-天冬氨酸（NMDA）受体拮抗剂，被推荐用于中、重度AD。

2.心理社会治疗　鼓励患者尽可能地参加各种社会活动，处理自己的日常生活；提供职业训练、音乐治疗和群体治疗等，以延缓衰退。调整环境，防止摔伤、自伤、外出不归等意外发生；有效的护理能延长患者的生命及改善生活质量。

【知识链接】

阿尔茨海默病预防十二法

1. 要减少糖、盐、油的摄入量。

2. 要少饮或不饮烈性酒。

3. 要常吃富含胆碱的食物。

4. 要常吃富含维生素B_{12}的食物。

5. 吃饭只吃七分饱。

6. 要勤动脑。

7. 不要吸烟。

8. 要积极参加体育活动。

9. 吃食物时要多咀嚼。

10. 要积极地防治便秘。

11. 要经常活动手指。

12. 尽量不使用铝制的炊具和餐具。

二、血管性痴呆（vascular dementia，VD）

血管性痴呆是指由于脑血管病变（脑梗死、脑出血、脑静脉病变等）引起，以痴呆为主要临床相的疾病。

VD是一种常见的痴呆类型，患病率仅次于AD。VD在65岁以上人群中的患病率为1.2%～4.2%。VD的发病与年龄有关，男性患者多于女性。VD的自然病程为5年左右，其预期寿命较普通人群甚至VD患者短。

（一）病因和发病机制

导致VD的危险因素尚不清楚，但通常认为与卒中的危险因素类似，如高血压、冠状动脉疾病、房颤、糖尿病、高血脂、吸烟、高龄、既往卒中史等。与AD相比，VD的认知功能受损也很明显，但在一定程度上是可以预防的，VD对治疗的反应也优于AD，因此对VD可疑病例的早期监测和准确诊断尤显重要。

（二）临床表现

与AD比较，VD的起病相对较急，病程可呈阶梯式恶化且波动较大。VD常出现夜间精神异常，少数患者可出现人格改变，可伴发抑郁、情绪不稳和情感失控等特征。患者有卒中或短暂性脑缺血发作的病史，有局灶性神经系统症状和体征。VD的认知功能缺损通常较局限，记忆缺损不显著。CT及MRI可见多发性梗死灶。

（三）治疗

VD治疗首先要控制血压和其他危险因素，如房颤、颈动脉狭窄、高血脂、糖尿病、吸烟、酗酒和肥胖等，华法林可减少卒中伴房颤的危险性。既往有TIA或非出血性疾病致卒中史的患者，抗血小板聚集疗法可减少发病的危险性，可使用小剂量阿司匹林。在卒中或TIA患者伴发严重的颈动脉狭窄时，可行颈动脉内膜切除术或支架成形术。

目前还没有特效药物治疗VD。药物如血管舒张剂、长春西汀、脑代谢药、神经保护剂、钙通道阻滞剂、胆碱酯酶抑制剂等，在临床上的疗效都不甚肯定。此外，对伴发精神症状和行为障碍者应给予相应的对症治疗。

三、其他脑器质性精神障碍

（一）颅脑外伤所致的精神障碍

颅脑外伤所致的精神障碍是指颅脑遭受直接或间接外伤后，在脑组织损伤的基础上所产生的各种精神障碍。精神障碍可在外伤后立即出现，也可在外伤后较长一段时间后出现。

急性期症状以意识障碍为主，可持续数秒至数十分钟不等，严重受创者若丧失意识时间超过数小时，完全康复的机会可能降低。昏迷患者往往要经历一段外伤后精神混乱状态才能完全恢复。脑外伤后遗忘常见，通常由数分钟至数周不等。在急性期后，轻度颅脑外伤患者的症状可能会在数天至数周内恢复，通常在3个月后完全恢复。而严重的脑外伤可引起智力受损，出现遗忘综合征，甚至痴呆。这部分患者还可能出现人格改变（如情绪不稳、易激惹、孤僻、冷漠、自我中心、丧失进取心、放纵）、精神症状（如分裂样症状、情感症状或偏执症状）。

（二）梅毒所致的精神障碍

梅毒主要通过性传播，大约10%未经治疗的梅毒患者发展为神经梅毒患者，严重者可出现麻痹性痴呆。由于梅毒的神经精神症状多样化，无特异性，因此很难根据临床症状做出正确的诊断，容易造成误诊。

根据病程，梅毒可分为三期：一期梅毒常表现为局部溃疡，可伴有焦虑、紧张、沮丧等情绪反应，不伴有严重的精神症状。在初次感染后6~24周，进入二期梅毒，中枢神经系统可能受累，常见有疲乏、厌食和体重减轻，伴有多个器官系统感染的症状，可出现梅毒性脑膜炎，表现为头痛、颈项强直、恶心、呕吐和局灶性神经系统症状。通常在首次感染后5年内出现三期梅毒的临床表现，包括良性梅毒瘤、心血管和神经梅毒。约有10%未经治疗的患者可出现神经性梅毒，患者可有不同的临床症状。除脑膜刺激征外，还可表现淡漠、易激惹、情绪不稳及人格改变、记忆和注意障碍等。若发生典型的亚急性脑膜血管性梅毒，常伴有妄想、易激惹、人格改变和认知功能缺损等精神症状，随病情进一步恶化，可发展为痴呆，表现出欣快、幼稚的自夸和夸大妄想等。

（三）颅内肿瘤所致的精神障碍

颅内肿瘤可损害正常脑组织、压迫邻近脑实质或脑血管，造成颅内压增高，出现局灶性神经系统症状、癫痫发作或精神症状，甚至部分颅内肿瘤患者早期缺乏神经系统的定位体征而只有精神症状，易导致误诊而延误患者治疗。

快速生长的脑肿瘤以意识障碍为主，早期表现为意识模糊、注意涣散、反应迟钝、表情呆滞、思维迟缓、内容贫乏、言语不连贯、行为紊乱等。随着脑损害范围的扩大，颅内压继续升高，意识状态会迅速恶化，出现困倦、嗜睡和谵妄，甚至昏迷。生长缓慢的脑肿瘤通常导致人格改变，部分患者表现为遗忘综合征或痴呆。情感障碍多与智能障碍同时出现，主要是情感淡漠、表情平淡。慢性发展的脑瘤约60%会出现记忆障碍，特别是近记忆障碍。

（四）癫痫性精神障碍

癫痫是一种常见的神经系统疾病，是一种慢性反复发作性短暂脑功能失调综合征，以脑神经元异常过度放电引起反复痫性发作为特征。癫痫的临床表现复杂多样，可有意识、运动、感觉、精神、行为和自主神经功能紊乱。

癫痫性精神障碍可以发生在癫痫发作前、发作时、发作后及发作间期。癫痫发作前，表现为易激惹、紧张、失眠、坐立不安，甚至极度抑郁。癫痫发作时患者可出现自动症、神游症、朦胧状态。患者发作后可出现自动症、朦胧状态，或产生短暂的偏执、幻觉等症状，通常持续数分钟至数小时不等。发作期间以人格改变较为常见，表现为人际关系紧张、敏感多疑、思维黏滞等。继发性癫痫和长期、严重的癫痫患者还会出现记忆衰退、注意困难和判断能力下降，可伴有行为障碍。值得注意的是，癫痫患者的自杀率是常人的4～5倍，因此应注意预防患者自杀。

四、脑器质性精神障碍患者的护理

（一）护理评估

1.生理功能

（1）一般状况：包括生命体征、营养状况、饮食情况、睡眠情况及排泄状况等。

（2）意识状况：评估意识清晰度、意识范围、意识内容、定向力及意识障碍发作时间、表现、有无规律等。

（3）原发疾病情况：包括原发疾病的主要症状表现、发展趋势、治疗情况、疗效及预后等。

（4）神经系统症状：观察肌力、肌张力是否正常，有无震颤、偏瘫、病理性反射等。

（5）自理能力：包括患者进食、如厕、沐浴、活动等日常活动能力。

2.精神症状

（1）感知觉障碍：评估患者有无感觉过敏或减退，是否存在感知综合障碍，有无错觉及幻觉。

（2）注意障碍：评估患者有无注意狭窄、注意涣散、注意固定等。

（3）记忆障碍：评估即刻记忆、近记忆和远记忆的完好程度，注意将远近记忆的评估结合起来，一般来说近记忆较远记忆首先受损。

（4）智能障碍：评估患者的理解力、计算力、判断力，可以让患者进行一些数字计算、物品分类、故事复述等任务。

（5）思维障碍：通过患者言谈的速度和量、形式与逻辑，以及言谈的内容评估患者是否存在思维障碍。

（6）情感障碍：可通过交谈启发了解患者的内心体验，观察患者有无情绪低落、焦虑、忧郁、紧张、恐惧；观察患者对周围环境的反应能力，有无情绪不稳、易激惹等。

（7）意志行为障碍：观察患者有无兴奋躁动、吵闹不休，甚至冲动、伤人或自伤等行为；将患者发病前后的人格加以比较，以了解患者有无人格改变。

3.心理社会功能　评估患者病前个性特征，病前是否发生过严重的生活事件，人际交往能力、患者在家中的地位、患者对待疾病的态度如何。评估患者的家庭经济状况、居住环境、家庭成员之间的关系、家庭成员的照护能力，以及家庭成员对疾病的了解程度等。

（二）护理诊断

1.急性/慢性意识障碍　与颅内感染、脑外伤、脑变性改变、颅内肿瘤等有关。

2.营养失调：低于机体需要量　与生活自理能力差、情绪焦虑、抑郁、食欲差等有关。

3.走失的危险　与意识障碍、痴呆、记忆力下降有关。

4.睡眠型态紊乱　与脑部病变导致缺氧、焦虑、环境改变有关。

5.卫生/穿着/进食/如厕自理缺陷　与意识障碍、痴呆、原发脑部疾患、精神症状有关。

6.有暴力行为的危险（对自己或他人）　与精神症状如幻觉、错觉、妄想、意识障碍有关。

7.有受伤的危险　与脑部疾病导致缺氧、意识障碍，精神症状导致行为紊乱有关。

8.社会交往障碍　与原发疾病和精神症状有关。

9.语言沟通障碍　与认知功能障碍有关。

10.记忆受损　与急性或慢性脑功能障碍有关。

（三）护理措施

1.基础护理

（1）观察患者的生命体征、意识状况、颅内压、缺氧程度、出入液量等。

（2）生活护理：对意识障碍、病情较重，生活不能自理的患者，护理人员应保证患者的清洁、舒适，帮助患者整理好日常个人卫生，保持床单位清洁、整齐、干燥，防止压疮，根据天气变化及时给患者增减衣物、被服，防止受凉，预防患者继发感染。对尚保持部分自理能力的患者，则应该指导、帮助其料理生活，以延缓生活功能的减退。

（3）饮食护理：结合原发疾病的情况，为患者提供易消化、营养丰富的饮食。同时注意水分的摄入。生活自理能力差（如痴呆）的患者，护理人员应耐心地喂饭。对意识障碍或吞咽困难的患者不要强行喂食，防止发生吸入性肺炎或噎食，可给予鼻饲饮食或静脉输液的方法补充营养。

（4）睡眠护理：要为患者创造一个安静、舒适的睡眠环境，减少或去除影响睡眠的诱发因素。护理人员还要帮助患者做好入睡前的准备，如洗漱干净、热水泡脚、关闭亮灯、打开暗灯等。对伴有恐怖性错觉或幻觉的谵妄状态患者，护理人员应在一旁陪伴、安慰患者，打开亮灯，必要时给予镇静催眠剂。对表现为睡眠规律颠倒的患者，白天应尽量让患者多活动，少卧床。

（5）排泄护理：观察患者的大小便情况。尿潴留时应注意及时给予导尿。保持大便通畅，对便秘者，应增加粗纤维饮食，必要时遵医嘱给予缓泻药或灌肠。对认知障碍的患者，每日定时送其到卫生间，帮助患者认识并记住卫生间的标志和位置，训练患者养成按时排便的习惯。

2.安全护理　评估患者有无暴力和冲动行为，以及造成受伤的因素，尽量减少或去除危险因素的发生。应将患者安置在易观察、安全无危险物品的房间，并在工作人员的视线范围内活动，定时巡视，必要时由专人陪护。密切观察患者的生命体征、意识等，发现异常情况应及时报告医生，并做好抢救准备。对有不同程度意识障碍的患者，应安置于重病室，由专人监护，防止摔伤、坠床，必要时给予保护性约束。

3.症状护理

（1）谵妄的护理：谵妄状态的患者，意识清晰度下降，伴有生动、鲜明、恐怖性的幻觉、错觉，还可能产生冲动行为，如坠床、跳楼、暴力伤人等。为了防止发生意外，应有专人护理，加强防范，如病床要加床栏、病室内的设施要简单、控制患者的活动范围。同时护士应该陪伴、安慰患者，帮助其稳定情绪。必要时可以使用保护性约束，遵医嘱给予镇静剂协助患者安静下来。

（2）痴呆的护理：痴呆的护理原则包括根据患者的自理能力提供不同程度的照护；维持患者现有的日常生活能力；帮助患者养成基本的生活习惯；进行难度适宜的智力与功能训练；鼓励患者，避免责备与争执。

4.心理护理　患者受疾病与精神症状的影响，可有各种心理反应，如焦虑、恐惧、易激惹、孤独感、消极心理等。护士要关心患者，耐心做好安慰、劝导等护理工作，给予心理支持；建立相互信任的治疗性人际关系，满足患者的合理需求；鼓励患者表达自己的想法和需要，倾听患者的述说，给予他们宣泄情感的机会。鼓励患者自我照顾，保护患者的隐私。

5.健康教育

（1）患者的健康教育：教会患者与疾病有关的自我护理方法，鼓励其增加自我护理的独立性，避免过分依赖他人；指导患者掌握完成特定康复目标所需要的技术方法；告知患者用药的注意事项、有关药物不良反应的处理方法；嘱咐患者多与社会接触交往，保持乐观情绪。

（2）家属的健康教育：告知患者家属疾病急性期的表现主要以意识模糊、兴奋为主，可能导致自伤、伤人等冲动行为的发生，此时应尽快带患者到医院接受治疗；在疾病的慢性期，患者主要以记忆力减退、智能减退和人格改变为主，此时应主要照顾好患者的日常生活，防止发生营养缺乏、感染、跌伤、骨折、压疮等；家属应该了解药物治疗的相关知识，包括药物的名称、剂量、服药方法、不良反应等；指导家属督促患者按医嘱服药，不可自行减量或停药。

第三节　躯体疾病所致的精神障碍患者的护理

躯体疾病所致的精神障碍主要指由中枢神经系统以外的疾病，如躯体感染、重要的脏器疾病、内分泌疾病、代谢性疾病及结缔组织疾病等造成躯体血流动力学改变、水电解质平衡紊乱、代谢障碍等情况，进而造成中枢神经系统功能紊乱所导致的精神障碍。躯体疾病所致精神障碍所表现出的精神症状均为非特异性的，相同疾病可出现不同精神症状，精神症状的严重程度随躯体疾病的严重程度而波动。

一、病因及发病机制

各种躯体疾病是该病的主要致病原因，在此基础上，性别、年龄、遗传因素、人格特征、营养状况、环境因素、应激状态、家庭和社会支持，以及既往精神病史等也可以影响精神障碍的发生。其发病机制可能有：躯体疾病引起机体代谢障碍，造成机体能量供应不足，从而导致中枢神经系统功能紊乱；躯体疾病导致中枢神经系统缺氧，进而导致功能障碍；各种外源性的有毒物质，如细菌、病毒、寄生虫以及许多化学物质入侵体内后，其本身及中间代谢产物作用于中枢神经系统，造成功能紊乱。

二、临床表现

躯体疾病所致的精神障碍的临床表现可以涉及感知、思维、情感、行为、人格等多方面精神活动的障碍。

（一）主要临床症状

1.急性脑病综合征（如谵妄）　由急性躯体疾病引起，其特点是起病急、以意识障碍为主要表现。

2.慢性脑病综合征　慢性躯体疾病引起或急性脑病综合征迁延而来，其特点是缓慢发病、病程迁延和不伴意识障碍，主要表现为智能障碍、人格改变、遗忘综合征。

3.脑衰弱症状群　一般在躯体疾病的初期、恢复期或慢性躯体疾病过程中出现，主要表现为疲乏无力、注意力不集中、反应迟钝、情绪不稳定、情感脆弱，常伴有头晕、头痛、心慌、心悸、出汗、食欲减退等躯体不适感。

4.疾病的特点　从疾病的急性期到慢性期过渡时间内，可有抑郁、躁狂、幻觉、妄想、兴奋、木僵等精神症状，并在躯体疾病的整个病程中具有多变和错综复杂的特点。

（二）常见躯体疾病所致的精神障碍

1.躯体感染所致的精神障碍　指由细菌、病毒、真菌、螺旋体、寄生虫等作为病原体造成中枢神经系统以外的全身感染所致的精神障碍。

（1）流行性感冒所致的精神障碍：流行性感冒早期患者可出现睡眠形式改变，如嗜睡或失眠，同时伴有头痛、疲乏等。高热时可出现意识水平变化或谵妄状态，恢复期患者可残留睡眠问题及抑郁焦虑样症状。

（2）肺炎所致的精神障碍：肺炎出现精神症状多在高热时，以意识障碍最为多见。多数患者常见的是意识模糊，少数可见谵妄状态。意识障碍持续的时间不长，随着肺炎的控制而好转。

（3）伤寒所致的精神障碍：精神症状一般出现在伤寒的极期，并可持续到恢复期，主要表现为意识障碍、情感障碍、片段的牵连观念或妄想、反应迟钝。有的患者以精神症状为首发症状，此后才出现各种躯体症状。

（4）病毒性感染所致的精神障碍：患者可出现脑衰弱综合征，表现为情绪不稳定、精神和躯体易疲劳、失眠等；在病情严重情况下，可出现意识障碍、谵妄、甚至昏迷；情感障碍，表现为焦虑、抑郁、自我评价低、有自杀观念等，有的表现出易激惹。

2.内脏器官疾病所致的精神障碍　指由重要内脏器官（心、肺、肝、肾等）严重疾病造成大脑功能紊乱所产生的精神障碍。如肺性脑病、肝性脑病等。

3.内分泌疾病所致的精神障碍　包括腺垂体功能异常（如甲亢、甲低、库欣综合征、慢性肾上腺皮质功能减退）、性腺功能异常（经前期综合征、妊娠期精神障碍、更年期精神障碍）、糖尿病所致的精神障碍等。

4.免疫性疾病所致的精神障碍　系统性红斑狼疮是一种累及多系统、多器官损害的慢性系统性自身免疫疾病。患者精神症状颇为复杂，可出现急性脑病综合征、慢性脑病综合征、躁狂综合征、抑郁综合征、分裂样精神障碍、各种类型的焦虑等症状。

三、治疗

治疗原则主要包括病因治疗、支持治疗和控制精神症状。病因治疗：首先必须积极治疗原发的躯体疾病，停用可能引起精神障碍的药物等。支持治疗：纠正水、电解质紊乱和酸碱平衡失调，补充营养、能量、维生素和水分，加强脑保护治疗。控制精神症状：因年龄、躯体疾病、药物间的相互作用等原因，对躯体疾病所致精神障碍的患者，使用精神药物要慎重。

四、躯体疾病所致的精神障碍患者的护理

（一）护理评估

1.生理功能

（1）一般状况：包括生命体征、营养状况、饮食情况、睡眠情况及排泄状况等。

（2）原发疾病情况：包括躯体疾病的主要症状、发展趋势、治疗情况以及与精神症状的关系等。

（3）自理能力：包括患者进食、如厕、沐浴、活动等自我照顾能力。

2.精神症状

（1）评估患者的意识状态、定向力、注意力、理解力、记忆力、判断力和自知力。

（2）评估患者是否存在幻觉、妄想、异常行为等。

（3）评估患者既往是否有药物滥用史或精神病史。

3.心理社会功能

（1）患者病前主要的生活经历、职业及受教育情况、生活方式。

（2）药物或酒精滥用的历史和精神疾病历史。

（3）病前性格特点，是否有明显的焦虑、抑郁、偏执等人格特点。

（4）是否存在应激或长期的心理矛盾或冲突。

（5）家庭关系，包括家庭成员对患者疾病的认识、态度，对患者的关怀支持程度等。

（二）护理诊断

1.营养失调：低于机体需要量　与生活自理能力差导致营养摄入不足有关。

2.睡眠型态紊乱　与情绪不稳、环境改变、躯体不适等有关。

3.有受伤的危险　与意识障碍、神经系统症状、精神症状有关。

4.卫生/穿着/进食/如厕自理缺陷　与意识障碍、智能障碍、躯体疾病导致患者活动受限、精神症状等有关。

5.感知觉紊乱　与躯体疾病导致的病理生理改变、注意力改变、思维障碍等有关。

6.焦虑　与对疾病缺乏恰当的认识和评价、环境改变等有关。

7.恐惧　与对疾病缺乏恰当的认识和评价、担心疾病的预后等有关。

（三）护理措施

1.基础护理　患者受躯体疾病和精神症状的影响，生活自理能力明显下降和缺失，应加强患者的生活照顾。

（1）生活护理：定时督促或协助患者料理个人卫生，包括沐浴、更衣、理发、洗漱、修剪指甲、胡须等；做好患者的皮肤护理，保持床单位的整洁和干燥，防止压疮和感染的发生。

（2）饮食护理：结合原发疾病的情况，为患者提供易消化、营养丰富的饮食，同时注意水分的摄入。对有吞咽困难、呛咳、不能进食的患者，应给予鼻饲流质饮食或静脉补充营养和能量。为患者创造一个安静、舒适的进餐环境，特别是针对烦躁、兴奋的患者应安排其单独进食，并由专人协助。对老年患者应提醒细嚼慢咽，预防噎食。

（3）睡眠护理：评估患者睡眠障碍的原因、程度。创造良好的睡眠环境，尽量避免环境噪声和治疗影响患者睡眠。指导患者建立良好的睡眠规律和习惯，如避免白天卧床，增加适当娱乐活动，睡前避免谈兴奋刺激的话题，避免看刺激的电视，避免喝刺激的饮料、咖啡、浓茶等。指导患者采用一些恰当的辅助睡眠的方法，如温水泡脚、全身放松等。密切观察患者睡眠情况，并做好护理记录。必要时，按医嘱给予睡眠辅助药物帮助入睡。

（4）排泄护理：观察患者的排泄情况，并做好记录。叮嘱患者多饮水、多活动、多进食粗纤维食物或水果，以保持大便通畅，必要时按医嘱给予缓泻剂或灌肠。对有尿潴留者按医嘱给予导尿。对长期卧床患者，定时给予排便器，使患者适应床上排泄，对有认知障碍的患者应定时督促其如厕，训练患者养成规律排便习惯。

2.安全护理　提供安全的治疗环境，病室环境应安静，光线、温度适宜，避免强光、噪声刺激，同时，注意病室尽量减少障碍物和危险物品。严密观察病情变化，做好安全巡视和危险物品检查，防止患者发生冲动、自杀、自伤行为。一般将患者安置于重症监护室，由专人护理。对严重焦虑、抑郁的患者，特别是有自杀、自伤企图或行为的患者，应重点关注，在护理人员的视线范围内，避免患者单独居住，严防其自杀、自伤。对兴奋状态的患者，应有耐心且态度温和，避免不良语言刺激患者，应鼓励患者用恰当方式表达自己的需要和想法，帮助患者控制自己的情绪。当患者出现严重冲动行为时应给予恰当的保护性约束，防止暴力行为发生。对有意识障碍的患者应加床栏保护或约束，以防止患者坠床或跌倒。

3.心理护理　与患者建立良好的护患关系，主动关心患者身心健康需要，并给予满足。给予患者心理支持，鼓励患者表达自己的感受和想法，给予发泄负面情绪和悲伤的机会，从而减轻患者的焦虑和抑郁。鼓励患者参加集体活动，转移患者对疾病的注意力，让其感受集体活动的快感和释放不愉快情绪。增加社会支持，积极宣教躯体疾病与精神症状的关系，缓解患者家属的心理压力，使其更好地接纳患者并帮助患者适应社会生活。

4.健康教育

（1）多种形式和途径提供疾病信息，积极预防各种躯体疾病的发生，提高社会公众的认识和处理能力。

（2）给予心理健康教育，帮助患者认识自身人格中的不足，指导其学习处理压力、解决问题和克服不良行为的方法。

练习题

一、选择题

1. 阿尔茨海默病患者外出不知回家，常常是因为（　　）。

　　A. 行为紊乱　　　　　　　B. 意志减退　　　　　　　C. 意识障碍

　　D. 记忆障碍　　　　　　　E. 定向力障碍

2. 急性脑综合征者，多表现为（　　）。

　　A. 认知障碍　　　　　　　B. 记忆障碍　　　　　　　C. 意识障碍

　　D. 思维障碍　　　　　　　E. 智能障碍

3. 意识障碍的重要标志之一是（　　）。

　　A. 定向力障碍　　　　　　B. 情感淡漠　　　　　　　C. 注意力集中困难

　　D. 记忆力障碍　　　　　　E. 反应迟钝

4. 某患者"见到"床上有虫爬（幻视），要求护士清理，护士此时的正确做法是（　　）。

　　A. 帮助患者清除床上的虫　　B. 拒绝帮助或否认床上有虫

　　C. 告诉患者目前处于病态，医护人员会帮他

　　D. 避开话题　　　　　　　E. 以上都不正确

5. 痴呆患者的护理目标，最优先考虑的是（　　）。

　　A. 维持最佳功能状态　　　B. 维持生命　　　　　　　C. 保持足够睡眠

　　D. 保证足够进食　　　　　E. 安全性

6. 阿尔茨海默病与血管性痴呆的鉴别，主要是（　　）。

　　A. 记忆障碍的严重程度　　B. 有无精神病性症状　　　C. 患者性别

　　D. 引起痴呆的原发疾病　　E. 有无幻觉、妄想

7. 如要一痴呆患者去洗澡，护理人员最合适的说法是（　　）

　　A. 你想洗澡吗？　　　　　　　　　　　　　B. 你想什么时候去洗澡？

　　C. 现在是下午五点，你最好去洗澡。　　　　D. 你今天洗澡还是不洗澡？

　　E. 你现在去洗澡。

8. 患者，女性，74岁，两年前出现记忆力问题。过去注意仪表，近期出现找不到回家的路、不
　　洗澡换衣。使用心理学检查的诊断方法是（　　）。

　　A. 抑郁自评量表　　　　　B. 焦虑自评量表　　　　　C. 住院患者观察量表

　　D. 简易精神状态检查　　　E. 简明精神病评定量表

二、思考题

1. 简述谵妄的临床表现。

2. 简述阿尔茨海默病的临床表现。

第七章　精神分裂症患者的护理

1.掌握精神分裂症的临床表现及分型、精神分裂症的护理措施。

2.熟悉精神分裂症的发病原因。

3.了解精神分裂症的诊断要点及治疗原则。

4.学会识别精神分裂症的症状，能对精神分裂症患者实施有效的护理。

5.具有爱护患者的高级情感及与患者建立良好关系的意识。

　　精神分裂症是一组病因尚未完全阐明的精神障碍，具有认知、情感、意志行为等多方面障碍，以精神活动与环境不协调为主要特征，一般无意识和智能障碍。多起病于青壮年，常缓慢起病，病程多迁延。我国住院的精神障碍患者中有50%是精神分裂症患者，多数患者发病后病情恶化，部分最终导致精神衰退。

第一节　精神分裂症

　　精神分裂症（schizophrenia）是一组原因未明的精神障碍，具有认知、情感、意志行为等多方面障碍，以精神活动与环境不协调为主要特征，一般无意识障碍和智能障碍。

【知识链接】

精神分裂症的由来

　　19世纪中叶，欧洲精神病学家将本病不同症状分别看成独立的疾病，如法国的Morel（1857年）首先报道了一组起病于青少年，表现为智能严重衰退的患者，并首次提出早发性痴呆这一诊断术语；Hecker（1870年）将发病于青春期且很快导致愚蠢、荒谬行为的病例命名为青春性痴呆；Kahlbaum（1874年）将一种具有特殊的精神症状并伴有全身肌肉紧张，但并无神经系统器质性改变的疾病命名为紧张症。1896年，Kraepelin认为这些都是同一种疾病的不同亚型，有共同的临床特征，多起病于青年且以衰退为结局，并将其命名为"早发性痴呆"。20世纪初，瑞士学者Bleuler（1911年）指出情感、联想和意志障碍是本病的原发症状，而核心问题是人格的分裂，故建议命名为"精神分裂症"。

一、病因及发病机制

精神分裂症的病因尚未阐明，是多种因素复杂作用的结果。

（一）生物学因素

1.遗传因素　国内外有关精神分裂症的家系调查发现本病患者亲属中的患病率要比一般人群高数倍，且血缘关系越近，发病率越高。双生子研究发现同卵双生子的同病率（约为50%）至少为异卵双生子的3倍，寄养子研究亦提示遗传因素在本病的发生中起主导作用。

2.神经发育　精神分裂症的神经发育假说认为，由于遗传因素和某些神经发育危险因素的相互作用，在胚胎期大脑发育过程就出现了某种神经病理改变，主要是新皮质形成期神经细胞从大脑深部向皮层迁移过程中出现了紊乱，导致心理整合功能异常。其即刻效应并不显著，但随着进入青春期或成年早期，在外界环境因素的不良刺激下，会导致精神分裂症症状的出现。

3.神经生化　如多巴胺假说、氨基酸类神经递质假说及5-羟色胺假说等。这些神经生化改变是疾病的原因还是结果，是相关因素还是伴随状态，它们之间是单独致病还是相互作用致病，至今尚无定论。

【知识链接】

精神分裂症病因中有关神经生化异常的各种假说

1. 多巴胺假说　该假说认为精神分裂症是中枢多巴胺（DA）功能活动亢进所致，理由是使用促进DA释放剂如苯丙胺和可卡因可以使正常人产生幻觉和妄想。抗精神病药物通过拮抗多巴胺受体对幻觉、妄想等精神症状有效。

2. 氨基酸类神经递质假说　谷氨酸是皮层神经元的一种主要的兴奋性递质。该假说认为，中枢谷氨酸功能不足可能是精神分裂症的病因之一。非典型抗精神病药物的作用机制就是增加中枢谷氨酸的功能。

3. 5-羟色胺假说　该假说认为5-羟色胺（5-HT）功能过度是精神分裂症阳性和阴性症状产生的原因之一。第二代抗精神病药（如利培酮、奥氮平、氯氮平等）对5-HT2A受体有很强的拮抗作用，5-HT2A受体可能与情感、行为控制及调节DA释放有关。

4.脑结构异常　随着医学影像的应用和发展，如CT、MRI等技术提供了在活体身上研究大脑功能异常的手段，肯定了精神分裂症患者脑结构的损害中，最为确切的是侧脑室扩大、皮层与皮层下的功能连接异常。

（二）心理社会因素

尽管不少研究表明精神分裂症的发生与心理社会因素有关，但至今为止，尚未发现任何能决定是否发生精神分裂症的心理社会因素。目前认为，心理、社会因素可以促发精神分裂症的发生，但常难以左右其最终的病程和结局。常见的心理社会因素包括文化、职业、社会阶层、移民、孕期饥饿、社会隔离与心理社会应激事件等。

二、临床表现

精神分裂症的临床症状复杂多样，不同阶段、不同类型的临床表现可能有很大的差异，但无论如何，此类疾病临床表现都具有特征性，具有思维、情感、行为意向的不协调和脱离现实环境的特点。

（一）前驱期症状

前驱期症状是指在明显的精神症状出现前，患者所表现的一些非特异性症状。多数患者的前驱期症状持续数月甚至数年。最常见的前驱期症状可以概括为以下几个方面：

（1）情绪改变：抑郁、焦虑、情绪波动、易激惹等。

（2）认知改变：出现一些古怪或异常的观念和想法。

（3）行为改变：社交退缩或丧失兴趣，多疑、敏感，职业功能水平下降。

（4）躯体改变：睡眠和食欲改变，虚弱感，头痛、背痛，消化道症状等。

（5）对自身和外界的感知改变。

（二）感知觉障碍

精神分裂症最突出的感知觉障碍是幻觉，幻听、幻视、幻嗅、幻味、幻触在精神分裂症患者中均可出现，其中最常见的是幻听。幻听可以是非言语性的，如鸟叫虫鸣、机器的隆隆声或音乐声；也可以是言语性的，如患者听见邻居、家人、同事或陌生人在说话，内容往往使患者不愉快。一般来说，在意识清晰情况下出现评论性幻听、争论性幻听或命令性幻听常指向精神分裂症。精神分裂症的幻觉多给患者的思维、情绪和行为带来不同程度的影响。在幻觉的支配下，患者可做出违背本性、不合常理的举动。

（三）思维障碍

（1）思维内容障碍：主要是妄想，表现形式多样，临床上以被害、关系、嫉妒、钟情、非血统、宗教和躯体妄想多见。同一患者可表现一种或几种妄想。绝大多数时候，妄想的荒谬性显而易见，但患者却坚信不疑。在疾病的初期，部分患者对自己的某些明显不合常理的想法也许还持将信将疑的态度，但随着疾病的进展，患者逐渐与病态的信念融为一体，并受妄想的影响而做出某些反常的言行。

（2）被动体验：患者丧失了对自身精神活动及躯体活动的自主支配感，感觉自己的躯体运动、思维活动、情感活动都是受人控制，有一种被强加的被动体验，常常描述思考和行动身不由己。

（3）思维联想与思维逻辑障碍：可通过与患者交谈和从患者书写的材料中获得。由于原发的精神活动损害，精神分裂症患者在交谈中常常忽略常规的修辞、逻辑法则，与患者交流会感到非常困难。常表现为思维散漫、思维破裂、语词新作、模仿语言、刻板语言、思维中断（插入）、思维贫乏、思维云集、思维被夺、病理性象征性思维、逻辑倒错性思维等。

（四）情感障碍

情感淡漠或情感不协调是精神分裂症的重要症状。早期对人冷漠，对家人疏远，对亲人欠体贴。随着疾病的发展，患者的情感体验日益贫乏，对一切无动于衷，甚至对那些使一般人产生莫大悲哀和痛苦的事件，患者都表现得冷漠无情、无动于衷，丧失了对周围环境的情感联系。情感不协调是精神分裂症情感障碍的主要特点之一，情感反应与其思维内容、其他精神活动或周围环境不协调。少数患者有情感倒错（高兴的事情出现悲伤体验，悲伤的事情出现愉快体验）。

（五）意志与行为障碍

（1）意志减退：患者从事有目的性的活动的意愿和动机减退或丧失。轻者表现为安于现状，无所事事，对前途无打算、无追求、不关心，个人生活懒于料理。重者终日卧床少动、孤僻离群，行为被动，个人生活不能自理，甚至本能欲望也缺乏。

（2）紧张综合征：以患者全身肌张力增高而得名，包括紧张性木僵和紧张性兴奋两种状态，两者可交替出现，是精神分裂症紧张型的典型表现。木僵以缄默、随意运动减少或缺失为特征，严重时患者保持一个固定姿势，不语不动、不进饮食、不自动排便，对任何刺激均无反应。在木僵患者中，可出现蜡样屈曲，特征是患者的肢体可任人摆布，即使被摆成不舒服的姿势，也可以较长时间似蜡塑一样维持不变。如将患者的头部抬高，好像枕着枕头，患者也能保持这样的姿势一段时间，称之为"空气枕头"。木僵患者有时可以突然出现冲动行为，如突然起床，无故摔东西、毁物，即紧张性兴奋。

三、临床分型

根据患者的主要临床表现，可将精神分裂症分为若干类型。

（一）偏执型

此型最常见，多在青壮年、中年或更晚起病。临床表现以妄想为主，常伴有幻觉，以幻听较多见。妄想内容以关系妄想、被害妄想、影响妄想和夸大妄想最多见。幻觉和妄想的内容多较离奇、抽象、脱离现实，而情感、行为则常受幻觉、妄想的支配。此型发病较晚，病程较缓慢，人格变化较轻，精神衰退常不明显。对抗精神病药物反应较其他型好，预后较好。

（二）青春型

发病年龄早，常在青年期起病，以思维、情感、行为障碍或紊乱等症状为主要表现。患者可出现言语增多、凌乱，内容荒诞离奇，思维破裂；情感喜怒无常，表情做作，好扮鬼脸；行为幼稚、怪异，常有兴奋冲动，也可有意向倒错。此型病程发展较快，对抗精神病药物反应尚好，但易复发，预后较偏执型稍差。

（三）单纯型

较少见，常在青少年期起病。起病隐匿，缓慢发展，病程至少2年。本型常以不知不觉发展起来的离奇行为、社会退缩和工作能力下降等为临床特征。常以思维贫乏、情感淡漠，或意志减退等阴性症状为主，无明显的阳性症状；早期似"神经衰弱"症状，如失眠、易疲劳、工作效率下降等，逐渐出现日益加重的孤僻、被动、生活懒散、情感淡漠、社交活动贫乏。早期常不被重视，较严重时才被发现，患者社会功能往往严重受损，趋向精神衰退，预后较差。

（四）紧张型

多起病于青年或中年，急性起病多见。以紧张性木僵与紧张性兴奋交替或单独出现为主要临床表现。紧张性木僵的患者肌张力增高，缄默不语，不动不食，呈木僵状态或蜡样屈曲；紧张性兴奋的患者行为冲动，不可理解，如突然起床、砸东西、伤人毁物，无目的地在室内徘徊，可持续数日或数周，转入木僵状态。此型治疗效果理想，预后最好。

（五）未分化型

此型患者符合精神分裂症的诊断标准，但不符合上述任何一种亚型的标准，或为偏执型、青春型或紧张型等分型的混合形式，有明显阳性症状。此型在临床上较多见。

（六）精神分裂症后抑郁

指患者在一年以内曾被诊断为精神分裂症，目前病情好转时出现抑郁症状，并且抑郁症状持续时间长达2周以上，此时残留的精神症状一般以阴性症状为主。抑郁症状可能是疾病本身的组成部分，也可能是患者对疾病认识产生的心理反应，也有可能是药物副作用所致。因存在自杀的危险，临床上应予重视。

（七）残留型

是指符合精神分裂症诊断标准，目前主要表现为阴性症状而无阳性症状的波动，病期1年以上的慢性精神分裂症。

【知识链接】

精神分裂症的预后

经过早期诊断、早期治疗、系统的药物治疗、心理治疗、康复治疗及家庭治疗，大部分患者是可以痊愈的。预后与病因、临床特点、病程、治疗的及时性和系统性等因素密切相关。多数研究认为，女性、已婚、初发年龄较大、急性或亚急性起病，病前性格开朗，人际关系好，职业功能水平高，以阳性症状为主症，家庭社会支持多，治疗及时、系统，维持服药依从性好等指标是提示结局良好的因素。反之，是为结局不良的指征。

四、诊断要点

精神分裂症的诊断应结合病史、临床症状、病程特征及体格检查和实验室检查的结果来做出，典型病例诊断一般不难。

（一）症状特点

（1）思维鸣响，思维插入或思维被撤走及思维被广播。

（2）明确涉及躯体或四肢运动，或特殊思维、行动或感觉的被影响、被控制或被动妄想、妄想性知觉。

（3）对患者的行为进行跟踪性评论，或彼此对患者加以讨论的幻听，或来源于身体一部分的其他类型的幻听、幻觉。

（4）与文化不相称且根本不可能的其他类型的持续性妄想，如具有某种宗教或政治身份，或超人的力量和能力。

（5）伴有转瞬即逝的或未充分形成的无明显情感内容的妄想，或伴有持久的超价观念，或连续数周或数月每日均出现的任何感官的幻觉。

（6）联想断裂或无关的插入语，导致言语不连贯，或不中肯或语词新作。

（7）紧张性行为，如兴奋、摆姿势，或蜡样屈曲、违拗、缄默及木僵。

（8）阴性症状，如显著的情感淡漠、言语贫乏、情感反应迟钝或不协调，常导致社会退缩及社会功能的下降。但必须澄清这些症状并非由抑郁症或抗精神病药物治疗所致。

（9）个人行为的某些方面发生显著而持久的总体性质的改变，表现为丧失兴趣、缺乏目的、懒散、自我专注及社会退缩。

（二）病程特点

精神分裂症大多为持续性病程，仅少数患者在发作间歇期精神状态可基本恢复到病前水平。按照国际精神疾病分类与诊断标准第10版（ICD-10）的诊断标准，首次发作者通常要求在1个月及以上时期的大部分时间内确实存在上述症状条目（1）~（4）中至少一个或（5）~（8）中来自至少两组症状群中的十分明确的症状。第（9）条仅用于诊断单纯型精神分裂症，且要求病期在1年以上。

（三）其他特点

家族中特别是一级亲属有较高的同类疾病的阳性家族史，躯体和神经系统检查及实验室检查一般无阳性发现，脑影像学检查和神经生化检查结果可供参考。

五、治疗

不论是首次发作还是复发的精神分裂症患者，抗精神病药物治疗都应作为首选的治疗措施。而健康教育、工娱治疗、心理社会干预等措施应该贯穿治疗的全过程，即目前倡导的全病程治疗。

（一）抗精神病药物治疗

1.治疗原则　　建议以早期、适量、足疗程、单一用药、个体化用药为原则，以促进患者回归社会为治疗最终目标。

（1）早期治疗：精神分裂症的第一次发病是治疗的关键，药物治疗在此时效果最好，所需药量也较小，如能及时、系统、有效地控制疾病，痊愈的机会很大，预后也较好。

（2）足疗程治疗：精神分裂症的药物治疗可分为急性期、巩固期、维持期治疗。急性期治疗时间一般至少6~8周，巩固期治疗一般持续3~6个月，关于维持期治疗时间至今没有统一规定，多数建议首次发病者药物维持1~2年，多次发病者药物维持至少5年，具有自杀、暴力或攻击行为者药物维持时间更长。维持期治疗的目的是防止疾病复发，进一步改善社会功能的整合和提高生活质量。

2.抗精神病药物种类

（1）经典抗精神病药物：常用的有氯丙嗪、奋乃静、氟哌啶醇、舒必利等。此类药物在临床上治疗幻觉、妄想、思维障碍、行为紊乱、兴奋、激越、紧张综合征等阳性症状具有明显疗效。但是此类药物也存在一定的局限性——不能改善认知功能；对阴性症状及伴发抑郁症状疗效不确切；引发锥体外系反应和迟发性运动障碍的比例高，常导致患者服药依从性差。

（2）非典型抗精神病药物：常用的有氯氮平、利培酮、奥氮平和喹硫平等。此类药物不但对阳性症状疗效较好，而且对阴性症状、认知症状和情感症状也有效。此外，该类药物中绝大多数药物的不良反应相对较少，特别是所产生的锥体外系副作用、过度的镇静作用等均明显轻于经典抗精神病药物，因此增加了患者对药物的依从性。这对于减少精神分裂症的复发有重要帮助。

（二）电抽搐治疗

对精神分裂症患者有效，对急性发作的患者其疗效与抗精神病药物疗效相当而优于心理治疗。可用于治疗精神分裂症患者中极度兴奋躁动、冲动伤人者，拒食、违拗和紧张性木僵者，精神药物治疗无效或对药物治疗不能耐受者。在药物治疗的基础上合并电抽搐治疗，可以缩短对患者阳性症状治疗的时间，缩短患者的住院时间，对患者尽快康复和出院有利。目前，国内医院基本上都已使用改良的电抽搐治疗。

（三）心理社会干预

仅仅让患者消除精神症状是不够的。理想的状态是患者精神症状消失，精力、体力及社会功能全面恢复。而心理社会干预措施有助于这一理想目标的实现。药物结合心理社会干预可以降低复发率、促进功能恢复、提高生活质量、改善疾病结局。常用于精神分裂症的心理社会干预措施主要包括家庭干预、社会技能训练、认知行为治疗、职业康复训练、艺术治疗等。当前，精神病的防治工作正逐渐从医院转向社区，以期促进慢性精神病患者及早重返社会，以利于患者的心理康复。

护理案例

　　患者王某，34岁，已婚，工程师，因怀疑被毒害半年入院。半年前患者在工作中与人发生过学术争论，以后出现失眠、少食，怀疑单位领导存心与他作对，每次在单位进餐后均有头昏、手胀、喉塞，疑是领导在食物中放毒加害于他。近一月来，怀疑领导串通医务室医生用"中子射线"控制其思想和行为，有时听到"中子射线"与他对话，评论他"老实，知识丰富"，命令他"不许反抗"。走在街上发觉"处处有人跟踪"。在家一提及单位事即很激动，指责家人"你们都不知道，当心上他们的当"。到处求医，查肝功能、心电图、胸片，认为身体已被搞垮。近日连续写控告信，并去公安局要求保护。身体检查和神经系统检查未发现异常。精神检查：意识清楚，智力正常，言答切题，表情紧张，否认有病。临床诊断：偏执型精神分裂症。

　　请思考：

　　1. 患者出现了哪些精神症状？

　　2. 针对上述症状，如何进行护理？

第二节　精神分裂症患者的护理

一、护理评估

（一）生理状况

评估患者的生命体征、意识、个人卫生、饮食、营养状况、睡眠、排泄、日常生活自理等方面的情况，注意评估患者有无锥体外系反应、体位性低血压等药物不良反应。

（二）精神症状

评估患者感知觉，重点评估患者有无幻觉，尤其是命令性幻听，评估幻听出现的时间、频率、内容。评估患者有无思维形式障碍；有无妄想，妄想的种类、内容、性质、出现时间、对患者行为的影响。评估患者有无情感淡漠、情感迟钝、情感反应与周围环境是否相符。评估患者意志行为是否减退，有无异常行为，有无攻击、自杀、伤人等行为。

（三）心理社会状况

评估患者病前性格特点、对住院的态度、社会交往能力、人际关系、社会支持系统、经济状况。

二、护理诊断

1.有暴力行为的危险　与幻觉、妄想、精神运动性兴奋、意向倒错及自知力缺乏等有关。

2.有自杀的危险　与命令性幻听、自罪妄想、意向倒错及病耻感有关。

3.不依从行为　与幻觉妄想状态、自知力缺乏、木僵、违拗、担心药物耐受性及不适应新环境有关。

4.思维过程改变　与思维联想障碍、思维逻辑障碍、妄想等有关。

5.睡眠型态紊乱　与幻觉、妄想、兴奋、环境不适应、警惕性高及睡眠规律紊乱有关。

6.沐浴/卫生自理缺陷　与丰富的精神症状、紧张性木僵状态、极度焦虑紧张状态、由于自伤或他伤导致行动不便及精神衰退有关。

7.营养失调：低于机体需要量　与幻觉、妄想、极度兴奋、躁动，紧张性木僵及违拗不合作有关。

8.个人应对无效　与无法应对妄想内容、对现实问题无奈、难以耐受药物不良反应有关。

9.社会交往障碍　与妄想、情感障碍、思维过程改变有关。

三、护理措施

（一）基础护理

1.生活护理

（1）生活可以自理的患者，在护士督促或协助下料理个人卫生。督促患者晨晚间洗漱、饭前饭后洗手，定期为患者洗澡、更衣、理发、剪指甲。对于生活不能自理的患者，应有专人做好相应护理。督促女患者注意经期卫生，必要时帮助患者料理。

（2）口腔护理：牙齿清洁，口腔无异味，无污垢，避免影响食欲及口腔疾病并发症的发生。

（3）皮肤护理：对于不能行动的患者，应保证床单位清洁、平整、干燥，定时为其翻身，避免压疮。对于大小便失禁的患者，及时更换床单、衣物等，保持皮肤的清洁、干燥。

2.饮食护理

（1）对于拒食行为的患者，要分析患者拒绝进食的原因，对症处理。如：对于被害妄想的患者，可采取集体进餐制，或者采取示范法，让患者看到其他患者取走食物的场景；对于自责自罪的患者，可以把饭菜拌在一起，让其感觉是剩饭，以达到诱导进食的作用；对于衰退患者，由专人看护，耐心等待，不可催促；对于不合作、木僵患者，诱导进食无效时应采取必要措施，如通知医生，给予静脉输液或鼻饲，以保证患者机体营养需要量。

（2）对于兴奋躁动可能出现抢食、暴饮暴食的患者，应尽量安排其单独进餐，由专人看护，以防噎食，并适当限制患者进食量，以防营养过剩而导致患者肥胖。由于服用精神科药物或年龄较大导致吞咽功能较差的患者，应由专人看护，给予软食或流食，并适当限制患者进餐速度，以防噎食。

3.睡眠护理

（1）为患者创造良好的睡眠环境。保持环境安静，温度适宜，避免强光刺激，与兴奋躁动的患者分开，护士巡视病房时要做到"四轻"，即说话轻、走路轻、关门轻、操作轻。

（2）观察患者睡眠情况及是否存在睡眠障碍，针对不同的原因，对症处理。如果是入睡困难，鼓励患者白天多参加工娱活动，减少睡眠时间或避免午睡，必要时白天增加一些体力活动。晚上睡觉前，可以用热水泡脚。睡前可喝一杯温牛奶，并避免服用咖啡、茶等兴奋类饮料。对于早醒的患者，晚间休息可以稍微晚一些，睡前可以看看书、听听音乐等，并注意睡前少喝水。对于睡眠过多或睡眠倒置的患者，应培养患者良好的作息规律，白天多参加活动，减少睡眠。

（3）夜间巡视病房要认真仔细，掌握睡眠障碍的表现。如果发现患者有睡眠障碍的症状，要观察患者的病情有无波动，精神症状尤其是幻觉妄想是否加重，是否有心理因素的影响等。对于严重睡眠障碍的患者，如果经诱导无效，可通知医生给予药物治疗。另外，巡视病房时，要观察患者睡眠情况，防止患者蒙头睡觉和假睡。

（二）症状护理

1. 幻觉　护士要加强护患交流，建立治疗性信任关系，了解患者言语、情绪和行为表现，以掌握幻觉的类型和内容，并评估幻觉对患者行为的影响。在护理过程中要注意使用恰当的方法，不轻易批评患者的幻觉，向患者说明幻觉的不真实性，鼓励患者说出幻觉的内容，从而预防意外的发生。有的患者会因幻觉而焦虑不安，此时护士应主动询问，提供帮助。根据不同的幻觉内容，改变环境，设法诱导，缓解症状。在患者幻觉中断期，护理人员可向患者讲解关于幻觉的基本知识，并指导患者学会应对幻觉的方法，如寻求护士帮助、看电视、大声阅读、散步、做手工、睡觉等。

2. 妄想　护士要关怀、体谅、尊重患者。对于妄想症状较为顽固的患者，尤其是刚入院者，因其妄想未动摇，护士与其接触及交往过程中，应尽量不触及患者的妄想内容。若患者自行谈及妄想内容，护士要仔细倾听，接受其真实感，不要急于纠正或与其争辩，防止患者加重妄想，增加对护士的敌意，妨碍良好的护患关系的建立。妄想的临床表现多种多样，在护理过程中应避免引导患者反复重复其妄想的体验，以免强化其病理联想，使症状更加顽固。

3. 兴奋躁动　对于情绪波动较大、冲动行为明显的患者，应将其安置于重病房，确保患者周围环境物品安全。病室保持安静，减少周围不良刺激。护理人员在与患者接触时应和颜悦色，尽量满足患者的合理需要。在面对兴奋躁动的患者时，护士首先要稳定自己的情绪，不要被患者的情绪感染，同时要给予耐心指导，言语要平静。当精神症状导致患者对自己、他人或环境有伤害时，护理人员要沉着、冷静，有效地控制患者行为。患者的危险行为停止后，要加强对患者的心理护理，帮助患者正确认识自身疾病症状，指导患者学会正确表达自己的情感与想法。

4. 木僵　为保证患者安全，满足其基本需求，应将患者单独安置，室内环境舒适、整洁，与其他患者分开管理，由专人照顾。做好晨晚间护理，保持皮肤清洁干燥，每日为其进行口腔护理。保证摄入量及营养供给，必要时可遵医嘱给予鼻饲或静脉输液。木僵状态患者多意识清楚，护理人员应与患者进行适当的沟通，传达关怀。另外，还应注意保护性医疗制度，不可在患者面前讨论病情及无关事情。

（三）安全护理

1. 病房的安全管理　做好安全检查工作，保证患者安全，禁止将危险物品带入病房，以防意外发生。危险物品包括：玻璃制品、绳索物品（腰带、鞋带、购物袋等）、刀具（水果刀、剪指甲刀等）、打火机等。应在患者入院、外出活动返回、探视返回时进行检查。每日晨间护理时，再次检查床头桌、床下、床垫下、衣物内有无危险物品。严格执行安全检查制度，如病房门窗、锁、桌椅等物品损坏时，及时进行维修。对护士办公室、患者活动室等地，人走门锁，防止医疗器械成为危险物品。

2.*严密观察，掌握病情*　护理人员要对每位患者的病情、诊断、护理要点做到心中有数。严格遵守分级护理制度，每15～30分钟巡视病房一次，对于重点患者要做到心中有数，24小时不离视线。护理过程中加强重点患者、关键环节、特殊时段的护理，做好特护及危重、兴奋等高意外风险患者的安全评估及护理，加强晨晚间护理、午间及夜间护士稀少时间段的巡视，确保患者安全。

（四）药物护理

在急性期，精神分裂症患者大部分无自知力，不承认自己有病，常会出现藏药、拒服药的行为，护理人员在发药过程中，应一人发药，一人检查口腔，确保患者服下药物。对于拒不服药且劝说无效者，应与医生协商，改用其他给药方法。密切观察患者用药后的效果，及时发现药物的不良反应，并及时处理。

（五）心理护理

只有与患者建立了良好的护患关系，取得患者信任，才能深入了解病情，更好地护理患者。患者入院后，护理人员应主动、热情地接待患者，介绍病房环境、生活制度，使患者感到温暖，消除顾虑，取得信任。在与患者接触时要注意方式方法，经常与其交谈，态度诚恳耐心，使患者感到被关心、被重视。尊重患者的人格，体谅患者的病态行为，对患者的精神症状予以理解接纳，不能嘲笑、歧视患者，对患者的观点及想法不批判，理解患者的真实感受。恰当地应用沟通技巧，耐心倾听患者的诉说，鼓励其用语言表达内心感受。

（六）健康教育

（1）彻底治疗，特别是首次治疗要听从医生的建议，足疗程治疗。

（2）坚持服药，是目前认为减少复发最有效的办法。

（3）正确对待自己的疾病，要有乐观主义精神，树立战胜疾病的信心。

（4）保持和谐的家庭关系和良好的家庭氛围，多和家人沟通，适当地参加一些家务劳动。

（5）注意复发的早期症状，如失眠、早醒、多梦等睡眠障碍，头痛、头晕、疲乏、心悸等，烦躁易怒、焦虑忧郁等情绪障碍时，及时到医院就诊，听从医生指导。

（6）养成规律的生活和卫生习惯，戒除不良嗜好，多参加社交活动，提高社会适应能力。

练习题

一、选择题

1.精神分裂症最主要的临床表现为（　　）。

  A.思维障碍　　　　　　　　　B.记忆障碍

  C.意志障碍　　　　　　　　　D.行为障碍

  E.意识障碍

2.患者，女，20岁，两个月前无明显诱因急性起病，意识清晰，说话难以理解，行为幼稚，傻笑，当众裸体；有时能听到远方亲友声音，有时觉得有人跟踪。此患者最可能的诊断是（　　）。

　　A.青春型精神分裂症　　　　　　　　B.紧张型精神分裂

　　C.偏执型精神分裂症　　　　　　　　D.分裂样精神病

　　E.单纯型精神分裂症

（3、4题共用题干）

3.某精神分裂症患者，男性，19岁，突然动作显著缓慢，整天卧床，不起来吃饭，也不上厕所，叫他、推他均无反应，表情呆板。该患者的症状是（　　）。

　　A.违拗症　　　　　　　　B.缄默状态　　　　　　　　C.木僵状态

　　D.意志减退　　　　　　　E.兴趣减退

4.护理患者时最应注意的是（　　）。

　　A.保证患者的安全　　　　　　B.保证足够摄入量　　　　　C.做好基础护理

　　D.关心体贴患者　　　　　　　E.给予正性鼓励

（5、6题共用题干）

5.某患者，男性，27岁，近半年来时常自言自语、自笑；不吃家人做的饭菜，说饭菜有毒；对家人和同事漠不关心，母亲病重住院，也无动于衷。该患者的情感表现为（　　）。

　　A.情感抑郁　　　　　　　　B.情感压抑　　　　　　　　C.情感淡漠

　　D.情感低落　　　　　　　　E.欣快

6.该患者主要的护理问题为（　　）。

　　A.预感性悲哀　　　　　　　　B.社交障碍　　　　　　　　C.思维过程改变

　　D.穿着或修饰自理缺陷　　　　E.生活自理能力降低

7.患者，女性，35岁，多次扑向汽车的轮胎，说自己要投胎。此患者的表现为（　　）。

　　A.妄想　　　　　　　　　B.幻觉　　　　　　　　　C.思维破裂

　　D.病理性象征性思维　　　E.感知综合障碍

8.患者，男性，26岁。护士问他："你吃饭了吗？"他说："共产党领导我们干革命，今天天气不错，超市里卖的西红柿5元一斤。"此患者的表现为（　　）。

　　A.妄想　　　　　　　　　B.幻觉　　　　　　　　　C.思维破裂

　　D.病理性象征性思维　　　E.感知综合障碍

二、思考题

1.简述精神分裂症的主要精神症状。

2.简述精神分裂症的护理措施。

3.试述精神分裂症康复期健康教育的主要内容。

第八章　心境障碍患者的护理

学习目标

1. 掌握心境障碍的临床表现及分型、心境障碍的护理措施。

2. 熟悉心境障碍的病因。

3. 了解心境障碍的治疗原则。

4. 学会识别心境障碍的症状，对心境障碍患者实施有效的护理。

5. 具有爱护患者的高级情感及与患者建立良好护患关系的意识。

第一节　心境障碍

心境障碍又称情感性精神障碍，是指由各种原因引起的、以显著而持久的心境或情感改变为主要特征的一组疾病。临床主要表现为情感高涨或低落，伴有相应的认知和行为改变；可有精神病性症状，如幻觉、妄想等；多数患者有反复发作的倾向，每次发作多可缓解，部分患者可有残留症状或转为慢性。

心境障碍可分为抑郁障碍和双相障碍两个主要疾病亚型。抑郁障碍可由各种原因引起，以显著而持久的心境低落为主要临床特征；双相障碍一般是指既有躁狂或轻躁狂发作，又有抑郁发作的一类心境障碍。

一、病因及发病机制

本病病因及发病机制尚不清楚，大量研究资料提示遗传因素、神经生化因素和心理社会等因素对本病的发生有明显影响。

（一）遗传因素

研究资料表明，遗传因素在心境障碍发生中起重要作用。心境障碍患者的生物学亲属的患病风险明显增加，即血缘关系越近，患病率越高。随着研究的不断深入，分子遗传学研究涉及多条染色体和基因，虽然有不少阳性发现，但尚缺乏肯定的研究证据。

（二）神经生化因素

生物化学研究初步证实了中枢神经递质代谢异常及相应受体功能改变，可能与心境障碍的发生有关，但意见尚不一致。提出的假说有神经递质代谢紊乱、相应受体功能改变、第二信使系统功能失调等。

（三）心理社会因素

应激性生活事件在心境障碍特别是抑郁障碍的发生、发展、治疗、预防中的重要性，越来越引起人们的重视。生活事件一般分为两类，一类为新近的生活事件，如亲人丧亡、人际关系不和、意外灾害、经济损失等；一类为较长期的困境，如持久的婚姻不和、居住条件恶劣、人际关系不和等，均可导致抑郁发作。

二、临床表现

心境障碍典型临床表现可有抑郁发作、躁狂发作和混合发作。

（一）抑郁发作

抑郁发作的典型表现是"三低"症状，即情绪低落、思维迟缓、意志活动减退。抑郁发作的表现可分为核心症状、心理症状群和躯体症状群。发作至少持续两周，且不同程度地损害社会功能，或给本人造成痛苦或不良后果。

1. 情绪低落　是抑郁发作的核心症状，患者终日忧心忡忡、郁郁寡欢、愁眉苦脸、长吁短叹。常常感到闷闷不乐，自称"心里有压抑感""高兴不起来"。部分患者伴有焦虑、激惹等症状，也有患者察觉到自己与他人不同，因而尽力掩饰伪装，甚至强颜欢笑，称为"微笑性抑郁"。

2. 思维迟缓　患者思维联想速度减慢，表现言语缓慢、语量减少、语声低沉、反应迟钝。患者自觉脑子变笨，反应慢，思考问题困难，回答问题非常困难。

3. 意志活动减退　临床表现为行为缓慢，生活被动，懒散，不愿做事，不愿和周围人接触交往，常独处一旁或整日卧床，不愿外出，不愿参加活动，疏远亲友，回避社交。病情严重时，发展为不语、不动、不食，可达木僵状态，称为"抑制性木僵"。

4. 兴趣缺乏　凡事缺乏兴趣。患者对以往喜欢的各种活动兴趣显著降低或丧失，如患者以前喜欢运动，现在却对运动一点兴趣也没有。

5. 快感缺失　患者丧失了体验快乐的能力，不能从日常活动中获得乐趣。

6. 精神病性症状　患者可在一段时期出现幻觉和妄想。内容可与抑郁心境相协调，如罪恶妄想、疑病妄想、谴责性幻听等；也可与抑郁心境不协调，如关系妄想、被害妄想等。

7. 生物学症状

（1）睡眠障碍：多数患者表现为入睡困难、早醒、醒后再次入睡困难、睡眠感缺失等。少数抑郁发作患者也可出现睡眠过多。

（2）食欲下降、体重减轻：抑郁障碍对食欲的影响尤其明显。多数患者进食减少，食之无味，严重者完全丧失进食欲望，体重明显降低。

（3）其他躯体症状：可有非特异性的疼痛，疼痛可以是固定的，也可以是游走的，有的疼痛较轻，有的难以忍受。躯体不适的主诉可涉及各脏器，如恶心、呕吐、心慌、胸闷、出汗、尿频、尿急、便秘、性欲减退、阳痿、闭经等。

（二）躁狂发作

躁狂发作的典型表现是"三高"症状，即情感高涨、思维奔逸和活动增多，可伴有夸大妄想或冲动行为等。发作至少持续1周，并有不同程度的社会功能损害，给自己或他人造成危险或不良后果。

1.情感高涨　是躁狂发作的必备症状。常表现为患者主观体验轻松、愉快、热情、乐观、扬扬自得、兴高采烈、无忧无虑，患者这种高涨的情感反应生动鲜明，与内心体验和周围环境协调一致，具有一定的感染力；有的患者以易激惹的心境为主，因细小琐事而大发雷霆，尤其当有人指责他的狂妄自大或不切实际的想法时，表现为听不得一点反对意见，严重者可出现破坏或攻击行为，但持续时间较短，很快转怒为喜或赔礼道歉。

2.思维奔逸　是指思维联想迅速、话题"随境转移"。常表现为患者言语增多，口若悬河，高谈阔论，滔滔不绝，感到自己说话的速度远远跟不上思维速度。有时可出现音韵联想（音联），可出现注意力不集中，常随境转移。

3.活动增多　表现精力旺盛，对各种事物都感兴趣，活动增多，忙碌不停，喜交往，爱凑热闹。主动与人交往，与人一见如故，好开玩笑或搞恶作剧，好管闲事，好抱不平。但做事虎头蛇尾，一事无成。尽管自己感觉什么都能干成，脑子灵光至极，但由于不能专心于某一事物之上，因而成事不足，甚至败事有余。办事缺乏深思熟虑，有时到处惹事。乐于助人但往往有始无终。行为轻率不顾后果，如有时狂购乱买，处事鲁莽欠深思熟虑，行为具有冒险性。

4.夸大观念及夸大妄想　患者的思维内容多与心境高涨一致。在心境高涨的基础上可以表现自负，言谈多是对自己评价过高，出现自我感觉良好，言辞夸大，说话漫无边际，认为自己聪明异常、才华出众、能力无比、出身名门、权位显赫、腰缠万贯、神通广大等，并可达到妄想的程度。有时可在夸大基础上产生被害体验或妄想，但其内容一般并不荒谬，持续时间也较短暂。

5.伴随症状　躁狂发作患者由于活动增多，常伴有睡眠需要减少，终日奔波而不知疲倦。由于体力消耗过多，饮食可明显增加，有的患者饮食无节，暴食或贪食。患者性欲亢进，有时可在不适当的场合出现与人过分亲热、拥抱、接吻而不顾别人的感受。体格检查可见瞳孔轻度扩大，心率加快，伴交感神经兴奋症状。多数患者在疾病早期即丧失自知力。

（三）混合发作

躁狂症状和抑郁症状可在一次发作中同时出现，也可快速转换，因日而异，甚至因时而异。如果在疾病发作中，两类症状在大部分时间内都很突出，则应归为混合发作。

三、临床分型

（一）抑郁障碍

抑郁障碍是一种常见的心境障碍，可由各种原因引起，以显著而持久的心境低落为主要临床特征，临床表现可以从闷闷不乐到悲痛欲绝，甚至发生抑郁性木僵。部分病例有明显的焦虑和运动性激越，严重者可出现幻觉、妄想等精神病性症状。多数病例有反复发作的倾向，每次发作大多数可以缓解，部分可有残留症状或转为慢性。抑郁症是最常见的抑郁障碍，表现为单次发作或反复发作，病程迁延。

（二）双相障碍

双相障碍指反复（至少两次）出现心境和活动水平紊乱的发作，有时表现为情感高涨、活动增多等躁狂或轻躁狂症状，有时表现为情绪低落、活动减少等抑郁症状，发作间期基本缓解。在疾病发作中，若躁狂和抑郁症状同时存在，临床表现都很突出，如情感高涨而运动减少、情感低落而思维奔逸，持续病期不短于两周，即可诊断为双相障碍。

（三）持续性心境障碍

持续性心境障碍表现为持续性并常有起伏的心境障碍，一般一次发作要持续数年，有时甚至占据一生中的大部分时间，每次发作极少严重到躁狂或抑郁的程度且社会功能受损较轻。其发作形式包括环性心境障碍（反复出现情绪高涨或低落）和恶劣心境（持续出现情绪低落）。

四、诊断要点

心境障碍的诊断主要根据病史、临床表现、病程、体格检查和实验室检查，对典型病例一般不难诊断。心境障碍主要的诊断要点如下：

（1）患者以原发持久而显著的情绪高涨、易激惹或情绪低落，或呈双相性，同时伴有思维奔逸或思维迟缓、意志行为活动增多或减少为主的精神症状表现。一般情感高涨或低落与思维及行为异常相协调，与环境也有密切联系。

（2）心境障碍的首次发病年龄多在青壮年时期，多数为发作性病程，发作间歇期精神状态基本正常，常有较高的阳性家族史。

（3）躯体、神经系统及实验室检查一般无阳性发现，脑影像学检查结果可供参考。

五、治疗

心境障碍的治疗主要包括药物治疗、心理治疗和电休克治疗。通过各种治疗可以减轻或缓解症状，减少并发症及病死率，帮助患者逐渐恢复其社会功能。

（一）药物治疗

药物治疗可用于早期治疗、急性发作期治疗及预防复发时治疗。

1.抗抑郁药物　抗抑郁药物品种繁多，临床选择用药应谨慎。

（1）三环类抗抑郁药物（TCAs）：是抗抑郁的传统药，价格便宜。如米帕明（丙咪嗪）、氯米帕明（氯丙咪嗪）、阿米替林及多塞平（多虑平），是抑郁急性期和维持期治疗的常用药物，总有效率70%～80%，一般用药后2～4周起效，不良反应较多。

（2）单胺氧化酶抑制剂（MAOIs）：吗氯贝胺是一种新型的可逆性、选择性单胺氧化酶A抑制剂，克服了非选择性、非可逆性MAOI的高血压危象、肝脏毒性及体位性低血压等不良反应的缺点，适用于三环类抗抑郁药物治疗无效的患者，对精神运动性迟滞的抑郁症尤其适用，也适用于老年人。口服后迅速完全地吸收，副作用较轻，患者的耐受性好。

（3）选择性5-HT再摄取抑制剂（SSRIs）：这类药物的品种主要有氟西汀、帕罗西汀、舍曲林等。适用于治疗各种类型的抑郁障碍，副作用较小，一般患者均能耐受，清除半衰期较长，1天只需给药1次，易被患者接受。

2.抗躁狂药物　以心境稳定剂为主。目前较公认的心境稳定剂主要包括锂盐（碳酸锂）、卡马西平和丙戊酸盐。

（1）锂盐：是治疗躁狂发作的首选药物，治疗躁狂的总有效率约为70%。一般起效时间7～10天。由于锂盐的治疗剂量与中毒剂量较接近，治疗期需定期监测血锂浓度，并根据病情、治疗反应和血锂浓度调整剂量，以防止锂中毒。

【知识链接】

锂盐的治疗剂量

锂盐是治疗躁狂发作的首选药物。临床上常用碳酸锂，既可用于躁狂的急性发作，也可用于缓解期的维持治疗。急性躁狂发作时碳酸锂的治疗剂量一般为1000～2000 mg/d，一般从小剂量开始，3～5天内逐渐增加至治疗剂量。维持治疗剂量为500～750 mg/d。老年及体弱者、与抗精神病药合用时剂量应适当减小。锂盐治疗剂量与中毒剂量较接近，应监测血锂浓度。急性治疗期血锂浓度应维持在0.6～1.2 mmol/L，维持治疗期为0.4～0.8 mmol/L，血锂浓度上限不宜超过1.4 mmol/L，以防锂中毒。老年患者血锂浓度不宜超过1.0 mmol/L。

（2）抗癫痫药：卡马西平和丙戊酸盐可以作为一线药物，治疗和预防躁狂的发作。用于对碳酸锂无效或不能耐受其副作用的患者使用。

（3）抗精神病药物：对躁狂时的兴奋、冲动症状，伴有精神病性症状如幻觉、妄想、怪异行为等有治疗作用，且对躁动不安等症状的控制起效时间比锂盐快。

（二）心理治疗

在药物治疗的同时常合并心理治疗，尤其是有明显心理社会因素作用的抑郁发作患者及轻度抑郁或恢复期患者。通过一系列的治疗技术，能帮助患者识别和改变认知歪曲，矫正患者适应不良行为，改善患者人际交往能力和心理适应功能，提高患者家庭和婚姻生活的满意度，从而减轻或缓解患者的症状，调动患者的积极性，纠正其不良人格，提高患者解决问题的能力和应对应激的能力，节省患者的医疗费用，促进康复，预防复发。

1.认知疗法　主要针对重症心境障碍患者的认知扭曲。认知扭曲在心境障碍的发展中起重要作用。根据认知模式，抑郁指对环境、自我和未来的负性扭曲，即环境不尽如人意、自我评价过低、未来无望。相反，躁狂指对环境、自我和未来的过度正性强化，即自我评价过高、环境过分令人满意、未来无限美好。认知疗法的目的是尽快减轻患者的症状，帮助其认清自己的思维紊乱状态，建立灵活、积极的思考方式，并学习新的应对方式。

2.行为疗法　指通过对个体反复训练，学习适应新的环境，达到矫正不良行为的目的。

3.心理分析疗法　目的在于改变患者的人格结构和特征，而不是单纯地缓解症状。治疗一般持续几年。

4.支持性心理治疗　通过倾听、解释、指导、鼓励和安慰等帮助患者正确认识和对待自身疾病，主动配合治疗。

（三）电休克治疗

对有强烈自杀观念、抑郁性木僵或使用药物治疗无效的患者，应首选电休克治疗。对重症躁狂发作或对锂盐治疗无效的患者有一定疗效，可单独使用或合并药物治疗。电休克治疗见效快，疗效好，8～12次为一疗程。电休克治疗后仍需药物维持治疗。

【知识链接】

双相障碍的治疗原则

双相障碍的治疗应遵循以下原则：①综合治疗原则。应采取精神药物治疗、物理治疗、心理治疗（包括家庭治疗）和危机干预等措施治疗，其目的在于提高疗效、改善依从性、预防复发和自杀、改善社会功能及更好提高患者生活质量。②个体化治疗原则。个体对精神药物治疗的反应存在很大差异，制订治疗方案时需要考虑患者性别、年龄、主要症状、躯体情况、是否合并使用药物、首发或复发、既往治疗史等因素，选择合适药物。③长期治疗原则。双相障碍几乎终生以循环方式反复发作，应坚持长期治疗原则。④心境稳定剂为基础治疗原则。不论双相障碍为何种临床类型，都必须以心境稳定剂为主要治疗药物。双相障碍抑郁发作时，在使用心境稳定剂的基础上可谨慎使用抗抑郁药物，特别是具有同时作用于5-羟色胺和去甲肾上腺素的药物。⑤联合用药治疗原则。根据病情需要可及时联合用药。药物联用方式有两种或多种心境稳定剂联合使用，心境稳定剂与苯二氮䓬类药物、抗精神病药物、抗抑郁药物联合使用。⑥定期检测血药浓度原则。锂盐的治疗剂量和中毒剂量接近，应定期监测血锂浓度。卡马西平或丙戊酸盐治疗躁狂的剂量也应达到抗癫痫的血药浓度水平。

第二节　心境障碍患者的护理

一、护理评估

1.生理状况　评估患者的个人成长史、既往健康史、用药史、药物过敏史，目前生命体征、精神状态、睡眠、饮食营养、二便情况、个人卫生自理等状况。

2.心理状况　全面评估患者的认知活动、情感活动、意志活动等情况，以及对治疗护理配合的态度。病前有无应激性生活事件的影响，患者应对这些挫折和压力的方式及效果等。

3.家庭及社会文化状况　评估患者家族史、家庭生活环境与经济状况、受教育程度、人际关系是否融洽、社会功能是否受损、社会支持系统等。

二、护理诊断

1.有自伤、自杀的危险　与抑郁情绪、无价值感、认知障碍、绝望等因素有关。

2.营养失调：低于机体的需要量　与抑郁情绪、食欲下降、自罪妄想或兴奋消耗过多等因素有关。

3.睡眠形态紊乱　与兴奋、精力旺盛或因悲观情绪而入睡困难、早醒、醒后难以入睡有关。

4.皮肤完整性受损　与抑郁或躁狂发作时引起自伤或伤人有关。

5.个人应对无效　与情绪低落、缺乏兴趣、精力不足等因素有关。

6.有对他人实施暴力行为的危险　与情感控制能力下降，易激惹有关。

7.自我概念紊乱　对疾病态度消极，对自己的能力丧失信心，由负性心理所致。

8.知识缺乏　对疾病再发作的知识缺乏。

三、护理措施

（一）抑郁发作的护理

1.一般护理

（1）病室安置：有强烈自杀行为的患者，应安置在监护病房并设专人护理。床位应安排在护士易于观察的地方，夜间不让患者蒙头睡觉，以观察病情动态。

（2）病情观察：掌握患者情绪变化规律。由于抑郁症患者一般无智力与意识障碍，故有些患者自杀的计划周密，致死的危险性较大，但大部分有自杀企图的患者在言语、情感、行为表现中都会有所流露，因此护士要密切观察病情变化，从中发现问题，及时采取措施。有严重自杀倾向的患者，要重点观察护理，不能令其脱离视线。另外，抑郁症患者睡眠不好，常易早醒，而在清晨又是抑郁最严重的时刻，因此在清晨最易发生自杀。深夜和凌晨更要加强巡视。对恢复期的患者要提高警惕，切勿被患者的假象所迷惑，如有的患者为了实现自己的计划，一反常态，主动热情帮助别人，取得信任后，易发生不测。

（3）安全护理：坚持安全查房，全面掌握患者病情特点，深入了解患者思想情况，对患者做到心中有数。随时注意病房内的动静和各个进出门的上锁情况，清查各种危险物品，对厕所等角落也不可忽视。经常检查患者身上及床单位有无存留危险物品或患者书写的遗书和字条等。对有严重自杀行为的患者应设专人护理，外出或去厕所时要有人陪伴，每次服药应检查口腔，确认服下后方可离去，严防患者积存大量的药物一次吞服而造成自杀。家属在探视时应交代病情及注意事项，取得家属配合，严防意外。

（4）饮食及生活管理：协助患者做好个人卫生及口腔护理。观察饮食情况，拒食者必要时可给予鼻饲。安排患者参加集体活动，注意加强心理护理，打消患者的消极观念，树立战胜疾病的信心。

（5）发生自杀、自伤时处理：应一面进行积极抢救，一面报告医生，在不影响抢救的前提下，尽可能保持现场，将现场隔离，不要张扬，以免对其他患者造成不良影响。

2.症状护理

（1）营养失调：进食少或拒食所致。应给予高蛋白、高热量、高维生素饮食，若患者坚持不吃，可给予鼻饲或静脉补液等。注意观察二便情况，食欲不振、便秘是抑郁症患者常见的胃肠道问题，应选择患者喜爱的粗纤维食物，陪伴患者用餐，鼓励患者少食多餐，以维持适当的水和营养的摄入。如果通过补充水和加强活动无法解决便秘问题，可应用软便剂、轻泻剂或灌肠治疗。

（2）皮肤完整性受损：由抑郁发作引起。对于自伤、自杀所致的伤口，要给予止血及抗感染治疗。

（3）活动无耐力：疲乏无力，活动后心跳气短，由服用药物引起。向患者讲清，在服药一段时间后，随着对药物耐受力增强，疲乏无力感可消除。

（4）自我概念紊乱：对疾病态度消极，对自己的能力丧失信心，由负性心理所致。应加强心理护理，提高患者自尊心和对生活的信心，鼓励患者参加工娱活动，对患者家属进行精神患者家庭护理的基本知识训练和指导。

（5）知识缺乏：对疾病再发作的知识缺乏。向患者及时进行健康教育，教育患者了解该病的性质，知道自己所患疾病常表现为自我评价低，故提高自信心，并对抗复发的知识进行传授，使患者获得相关知识。

（6）睡眠障碍：多数抑郁障碍患者会伴有不同程度的睡眠障碍，尤其以早醒、入睡困难、睡眠不实和多梦常见。对此护士首先要向患者讲明睡眠障碍的出现是疾病所致，随着治疗疾病逐渐好转，睡眠的情况会得到明显改善，以此树立起患者治疗的信心。鼓励患者白天不要多卧床。做好睡前准备工作，为患者创造一个安静、温馨的睡眠环境。必要时可服用镇静安眠药物。

3.心理护理　抑郁障碍患者，常有自责、自罪以至消极自杀的企图，解决这个问题是心理护理的重点。当患者无自知力时，应以保护性约束和护士加强巡视的办法防范患者发生自伤自杀。当患者病情好转时，要经常与患者谈心，摸清患者有无自杀企图，解释病情，令其消除顾虑，增强信心。在与患者交流时，注意疏泄患者的积郁，消除患者的自卑感，使其树立正确的人生观，争取患者配合治疗。

4.药物护理　抗抑郁药物疗效一般在治疗后两周出现，故治疗初期要加强护理，以防意外。治疗期间注意观察黄疸、便秘、尿潴留、心率增快及体位性低血压的出现，及时报告医生处理，尤其老年人及心脏功能不好的患者更应注意。三环类抗抑郁药中毒现象极易发生，致死率较高，护理中应特别重视，发现患者嗜睡、出现不同程度的意识障碍，伴有大汗淋漓等异常时，应及时报告医生进行处理。服药4~6小时内发现中毒，应予洗胃、使用利尿剂，有利于药物排泄。此外，药物治疗过程中，抑郁情绪可能加重，甚至出现自杀自伤；有些患者病情波动，情绪活跃与悲观消极反复出现，应特别注意。

（二）躁狂发作的护理

1.一般护理

（1）做好精神治疗：对言语或行为兴奋的患者，首先应做好精神治疗，减轻兴奋。对具有严重躁动行为的患者，可给予保护性约束。

（2）严格执行危险物品管理制度：随时收捡杂物，以防患者用作伤人的凶器。

（3）注意营养：躁狂患者可产生口干唇裂或轻度失水，甚至因体力极度消耗衰竭而死亡，故应注意口腔护理，鼓励患者多饮水，保持足够的水分和营养，保持大小便通畅。对拒食者，必要时给予鼻饲，以免发生脱水或电解质紊乱，但应注意防止暴食。

（4）日常卫生：躁狂患者生活不能自理、乱食杂物、衣着不整、出汗较多，要协助患者料理个人卫生，注意防寒保暖，预防并发症的发生。督促患者持续服药，若患者拒绝服药应强制性喂服，必要时给予鼻饲，以片剂研粉调水注入。

2.症状护理

（1）皮肤完整性受损：由于自伤或伤人引起。严重自伤、伤人行为的患者要安置在隔离室，必要时给予保护性约束，专人看护。注意皮肤及血液循环，每2~3小时松约束带一次；如出现骨折、出血等，应立即止血，初步固定患肢，及时报告医生。

（2）水、电解质紊乱：由于进食少或脱水所致。根据医嘱，及时补液。

（3）营养失调：保证患者足够的营养及水的摄入，必要时喂食或鼻饲，做好口腔护理。

（4）排便异常：服用药物所致。注意观察大小便情况，防止肠梗阻。如果患者大便干燥或2~3天未解大便，可报告医生给予处理。

（5）兴奋：当躁狂患者处于兴奋状态时，应及时将患者与其他患者隔离，防止其他患者聚集围观及挑逗，必要时对患者进行隔离，以防止出现冲动伤人行为。给患者提供一个简洁、安静的环境，空间宽大而简单、室内颜色淡雅、光线柔和、无噪声，以稳定患者的情绪。依据患者的体力情况，可安排适当的体力劳动和体育锻炼，以发泄其过剩的精力。

（6）冲动攻击行为：躁狂症患者的冲动攻击行为是较难控制的，一般来讲，躁狂症患者在冲动攻击行为发生之前，常常表现为出现辱骂性语言，坐立不安，动作多而快，情绪激动、不满，表情愤怒，高声喊叫，挑剔，无理要求多而强烈，强烈拒绝治疗，有意违背正常秩序。对这些症状，护士一定要十分警惕，防范患者出现冲动攻击行为。护士要冷静处理，采取和缓的态度，设法转移患者的激动情绪，使患者脱离使他不悦的人和环境，让患者放松，这样有助于缓解患者激动的情绪，避免发生冲动攻击行为。

3. 心理护理　对无伤人、毁物行为的患者及恢复期的患者，要了解其心理活动，解除其顾虑、猜疑，疏泄其情绪。对情绪激动的患者，护士要能自制，不同患者争吵，以免激惹患者。对有奇异行为的患者，护士要称谓恰当，态度和蔼，语气温柔，不要嘲讽患者。对已能自控的患者，要鼓励他们参加各种工娱活动，转移他们的注意力，适应社会生活。

4. 药物护理　口服和注射法是临床最常用的给药途径，也是治疗疾病的主要手段之一。服用抗躁狂药（碳酸锂），可出现腹胀、恶心、呕吐，且烦渴多尿，中枢神经系统出现注意力涣散、意识混浊、肌肉震颤等症状。碳酸锂治疗剂量与中毒剂量非常接近，故若出现轻度中毒可适当减药，出现严重中毒则应停药并做排除锂盐处理。为减少副作用，宜饭后服用，以减少对胃的刺激。同时，部分患者可见过敏反应，如皮疹、过敏性皮炎，应对其进行脱敏等对症处理。注意患者不可在阳光下曝晒，不能用手搔抓皮肤，以防发生感染。

护理案例

　　患者，女，36岁，话少、流泪，整天唉声叹气。此表现已持续三月。木讷，活动也较之前减少，不愿出门，在家唉声叹气，有时独自流泪，对家人问答偶尔低声回答，说脑子没用了，想事情想不起来了，病治不好了，自己做错事，有罪，该死。对以前喜看的节目也不感兴趣。称胃口差，每天只吃一顿，体重明显下降，睡眠减少，早上3~4点钟即醒来。就诊时，由家人搀扶入室，低头，愁眉不展，问多答少，声音低沉缓慢，或点头、摇头表示。临床诊断：抑郁障碍。

　　请思考：

　　1. 按顺序识别患者存在的精神症状。

　　2. 如何对患者开展有效的护理工作？

练习题

一、选择题

1. 治疗躁狂发作,有效血锂浓度上限为（   ）。

    A. 0.8 mmol/L   B. 1.0 mmol/L   C. 1.2 mmol/L

    D. 1.4 mmol/L   E. 1.6 mmol/L

2. 躁狂发作的睡眠障碍表现是（   ）。

    A. 入睡困难   B. 睡眠需要减少   C. 早醒

    D. 多梦   E. 嗜睡

3. 治疗抑郁发作时,首要注意的问题是（   ）。

    A. 拒食导致营养不良   B. 活动少而引起合并感染   C. 自杀、自伤

    D. 症状波动、昼重夜轻   E. 疼痛

4. 抑郁发作的必备症状是（   ）。

    A. 思维奔逸   B. 情感低落   C. 活动增多

    D. 意志活动减退   E. 思维迟缓

5. 抑郁障碍患者社会功能方面与行为方面的护理重点是（   ）。

    A. 防止伤人毁物   B. 防止自杀   C. 帮助与环境的接触

    D. 保证环境安全   E. 以上都是

6. 下列属于抑郁发作的常见生物学症状是（   ）。

    A. 思维迟缓   B. 兴趣缺失   C. 活动减少

    D. 早醒   E. 情绪低落

7. 躁狂发作的必备症状是（   ）。

    A. 思维奔逸   B. 情感高涨   C. 活动增多

    D. 意志活动减退   E. 思维迟缓

8. 躁狂症状必须持续存在几周以上才考虑躁狂发作?（   ）

    A. 1周   B. 2周   C. 3周

    D. 4周   E. 5周

9. 躁狂发作的思维障碍表现类型是（   ）。

    A. 思维奔逸   B. 思维迟缓   C. 思维中断

    D. 思维贫乏   E. 思维破裂

10. 抑郁症状必须持续存在几周以上,才考虑为抑郁发作?（   ）

    A. 1周   B. 2周   C. 3周

    D. 4周   E. 5周

二、思考题

1. 简述抑郁发作和躁狂发作的主要临床表现。

2. 试述抑郁发作的护理措施。

第九章　神经症性障碍患者的护理

1. 掌握神经症的共同特征及各类常见神经症的临床表现、神经症性障碍患者的护理措施。
2. 熟悉神经症性障碍的病因。
3. 了解各类神经症的治疗原则。
4. 学会识别各类神经症的症状，对神经症性障碍患者实施有效的护理。
5. 具有爱护患者的高级情感及与患者建立良好护患关系的意识。

　　神经症（neurosis），旧称神经官能症，为一组轻性精神障碍的总称。主要表现为焦虑、抑郁、恐惧、强迫、躯体形式障碍或神经衰弱症状的精神障碍。本章依照《CCMD-3中国精神障碍分类与诊断标准（第三版）》，简要介绍焦虑症、强迫症、恐惧症、躯体形式障碍、神经衰弱等。

【知识链接】

神经症概念的由来与变迁

　　神经症是一个不断变革的概念。18世纪著名的苏格兰医生Willam Cullen（1710—1790）在其著作《医学实践前沿》中，首次采用"神经症"这一术语来描述"没有发热和局部病变的感觉和运动病"。法国精神病学家Pinel（1745—1826）在其论著《论精神异常》一书中认为神经症是一种无任何神经病理基础的感觉和运动异常。Georget（1795—1828）进一步发展了Pinel的观点，并首先勾勒出神经症的现代概念，即一种非致死的、非精神病性的障碍。到19世纪晚期，由于关于神经系统功能性疾病的心因学研究开始兴起，"神经症"一词又逐渐被广泛使用，并被公认为是一组没有病理形态学改变的神经功能障碍。20世纪中叶，抗精神病药、抗焦虑药和抗抑郁药在临床上开始广泛使用，描述性的精神病理学成为临床诊断和疗效评定手段。1978年，ICD-9将神经症定义为"一种非器质性精神障碍"，得到世界卫生组织的认可。美国精神疾病分类标准从DSM-Ⅲ开始就抛弃了"神经症"这一术语，DSM-Ⅲ-R（1987年）和DSM-Ⅳ（1994年）亦未在正式命名中提及"神经症"一词。ICD-10（1992年）也未对神经症给出任何总的描述性定义。随着神经科学的发展和对这组疾病认识的不断深入，"神经症"的概念将会变得更加科学和具体。

第一节　常见的神经症性障碍

一、神经症的共性

尽管神经症的各亚型有着各自不同的病因、发病机制、临床表现、治疗要点、病程和预后，但是它们仍有不少共同之处，有别于其他类别的精神障碍。

1.发病常与心理社会因素有关　如长期而持续的工作压力、人际关系紧张及其他生活事件，甚至不同的社会文化背景对神经症的发生、神经症不同亚型的发生都有关系。

2.病前多有一定的素质与人格基础　神经症常见于性格内向和情绪不稳的人，其个性多具有焦虑素质、刻板、过于严肃、多愁善感、孤僻等特点，在不同的亚型中可观察到各具特点的个性特征。

3.症状无任何可证实的器质性病变基础　依目前的诊疗手段和技术还未能发现肯定的、相应的病理生理学和组织形态学变化。

4.社会功能相对完好　神经症患者比重性精神病患者的社会功能完好，一般能生活自理。与正常人相比，患者在坚持学习、工作和人际交往方面相对吃力，效率低下，适应性差，需进行治疗。

5.患者对疾病有相当的自知力　他们能够评判自己的病态感受，能分清病态体验和现实环境，并因此而痛苦万分，进而主动求医治疗。

6.患者无精神病性的症状　神经症患者无明显或持续性的精神病性症状，如妄想、幻觉、思维连贯性和逻辑障碍。

二、恐怖性焦虑障碍（phobic anxiety disorders）

恐怖性焦虑障碍简称恐惧症，是以恐惧症状为主要临床相的一类神经症。患者对外界某种客观事物或情境产生异乎寻常的恐惧和紧张，发作时常伴有明显的焦虑和自主神经症状。患者极力回避所害怕的客体或处境，或是带着畏惧去忍受，因而影响其正常活动。

（一）病因及发病机制

1.遗传因素　家系及双生子调查提示广场恐怖症可能与遗传有关，其一级亲属的患病率高于其他亲属，并且远高于其他人群。

2.生化研究　有研究发现恐怖性焦虑障碍的发生可能与去甲肾上腺素、5-羟色胺系统功能改变有关。

3.心理社会因素　19世纪初，美国心理学家用条件反射理论来解释恐怖症的发生机制，认为恐怖症状的扩展和持续是由于症状的反复出现，使焦虑情绪条件化，回避行为则阻碍了条件化的消退。通过操作性条件反射，恐怖症状形成并固定化。

（二）临床表现

根据恐怖对象的不同可将恐怖性焦虑障碍归纳为三大类。

1.广场恐怖　此类恐怖是各种恐怖障碍中对患者功能影响最大的。这类恐怖不仅包括害怕开放的空间，也包括害怕置身人群及难以逃回安全处所（多为家）的其他地方。患者害怕进入商店、人群或公共场所，或害怕乘火车、汽车或飞机独自旅行。多数患者因想到在公共场所会崩溃并处于无助之中而恐慌不已。广场恐怖性情境的关键特征之一是没有即刻能用的出口。起病多在成年早期，女性患者多于男性。

2. 社交恐怖　此类恐怖常始于少年期，主要特点是害怕在小团体中被人审视，导致对社交情境的回避。情境可表现为孤立的（即限于在公共场合进食、公开讲话或遇到异性），也可以是泛化的，涉及家庭圈子以外的几乎所有情境。社交恐怖常伴自我评价低和害怕批评，可有脸红、手抖、恶心或尿急等主诉。回避往往十分明显，在极端情况下，可引起完全的社会隔离。

3. 特定的（孤立的）恐怖　此类恐怖常局限于高度特定的情境，如害怕接近特定的动物，害怕高处、雷鸣、黑暗、飞行、封闭空间、在公厕大小便、进食某些东西、牙科、目睹流血或创伤，以及害怕接触特定的疾病。特定的恐怖常始于童年或成年早期，如不加以治疗，可以持续数十年。导致功能残缺的程度取决于患者回避恐怖情境的难易程度。与广场恐怖相反，特定的恐怖对恐怖情境的害怕一般没有波动。放射性疾病、性病感染及艾滋病是疾病恐怖的常见对象。

（三）诊断要点

（1）焦虑必须局限于或主要发生在特定的恐怖物体或情境。

（2）对某些物体或情境有强烈恐惧，恐惧的程度与实际危险不相称，明知别人在同样情境下不会感到危险或威胁，但不能减轻其恐惧体验和焦虑心情。

（3）心理症状或自主神经症状（如头晕、昏倒、心慌、颤抖、出汗等）必须是焦虑的原发表现，而不是继发于其他症状，如妄想或强迫思维。

（4）对恐怖情境的回避必须是突出特征。

（四）治疗

1. 认知行为治疗

（1）行为治疗：对特定恐惧或社交恐惧，认知行为治疗对缓解症状十分有效，首先设计脱敏等级，然后进行放松训练，逐级脱敏，最后暴露在恐惧环境中而不再出现症状。

（2）动力学心理治疗：重点在于探究患者恐惧的幼年原因和象征意义，对大多数患者有效。

2. 药物治疗　目前尚没有严格意义上的消除恐惧情绪的药物，临床常用药物有：

（1）抗焦虑药：苯二氮䓬类、β–受体阻滞剂如普萘洛尔，可缓解焦虑情绪和自主神经症状。

（2）抗抑郁药：三环类抗抑郁药（TCAs）丙咪嗪和氯米帕明对恐惧症有一定的疗效，并能减轻焦虑和抑郁症状。5–羟色胺再摄取抑制剂（SSRIs）氟西汀、帕罗西汀等也可缓解恐惧症状。近年报道的丙咪嗪既有抗抑郁作用，也有抗恐惧作用。

三、惊恐障碍（panic disorder）

惊恐障碍又称急性焦虑障碍。其特点是发作的不可预测性和突然性，反应程度剧烈，患者常体会到濒临灾难性结局的害怕和恐惧，而终止亦迅速。患者常在无特殊的恐惧性处境时，突然感到一种突如其来的惊恐体验，伴濒死感或失控感及严重的自主神经功能紊乱症状。

（一）病因及发病机制

1. 遗传因素　某些研究发现惊恐障碍先证者的一级亲属中本病的发病风险率明显高于一般人群，显示本病具有家族聚集性。

2. 生化因素

（1）乳酸盐假说：惊恐障碍是能够通过实验诱发的少数几种精神障碍之一，Pitts等（1967年）认为血中乳酸盐含量的升高可能与焦虑发作有关，通过给焦虑症患者静滴乳酸钠，结果发现多数患者在滴注过程中出现惊恐发作。

（2）神经递质：近代有关焦虑的神经生物学研究着重于去甲肾上腺素、多巴胺、5-羟色胺和γ-氨基丁酸等神经递质系统。这些神经递质系统在脑的不同部位和不同水平相互作用，形成焦虑的各种临床表现。

（3）受体：惊恐发作时患者出现的心悸、颤抖、多汗等症都是β-肾上腺素能受体大量兴奋的征象。一些临床观察发现，β-肾上腺素能受体阻滞剂，如普萘洛尔，有减轻惊恐发作的作用。

3. 心理因素　精神分析理论认为，焦虑是对未认识到的危险的一种反应；行为主义理论认为，焦虑是恐惧某些环境刺激形成的条件反射。

（二）临床表现

惊恐障碍的基本特征是严重焦虑（惊恐）的反复发作，焦虑不局限于任何特定的情境，因而具有不可预测性。惊恐发作通常起病急骤，终止迅速。发作期间意识清晰，高度警觉，一次惊恐发作常继之以持续性的害怕再次发作。处于惊恐发作中的患者常体验到害怕和自主神经功能紊乱症状的不断加重，致使患者十分急切地离开所处的场所。频繁的、不可预测的惊恐发作可导致患者害怕独处或进入公共场所。

（三）诊断要点

（1）要确诊应在大约1个月内存在几次严重的惊恐发作。

（2）发作出现在没有客观危险的环境，发作不可预测。

（3）发作时表现强烈的恐惧、焦虑及明显的自主神经症状。

（4）发作间歇期，除害怕再发作外，基本没有焦虑症状。

（四）治疗

惊恐障碍的治疗目标是减少或消除惊恐发作，改善期待性焦虑和回避行为，提高生活质量，改善社会功能。在治疗开始时应告诉患者惊恐发作是生理和心理障碍的结果，其躯体症状通常不会导致生命危险，药物治疗和心理治疗是有效的。

1. 药物治疗　苯二氮䓬类药物（BZD）治疗惊恐发作起效快，可选用劳拉西泮、阿普唑仑或氯硝西泮等，但长期使用易导致依赖。物质滥用者服BZD更易出现依赖。此外，5-羟色胺再摄取抑制剂（SSRIs）和5-羟色胺与去甲肾上腺素再摄取抑制剂（SNRIs）治疗惊恐障碍有效，通常2~3周起效，无滥用和依赖倾向。三环抗抑郁药（TCAs）氯米帕明治疗惊恐障碍有效，但由于其有较多的不良反应，需小剂量开始，过量则易中毒。

2. 认知行为治疗　让患者了解惊恐发作、发作的间歇性及回避过程。将患者暴露于自己的害怕感觉和外界的害怕境遇，通过有计划的暴露，使患者注意这些感受，从而耐受并控制这些感受，不再出现惊恐发作。然后通过认知重组，让患者发现惊恐所导致的结果与既往的认识有很大差距，这样达到新的认知重组而缓解症状。

四、广泛性焦虑障碍（generalized anxiety disorder）

广泛性焦虑障碍是以持续的显著紧张不安，伴有自主神经功能兴奋和过分警觉为特征的一种慢性焦虑障碍。

（一）病因及发病机制

1.遗传因素　Noyes等（1987年）报告广泛焦虑障碍患者的亲属中本病的患者风险率为19.5%，远高于一般人群患病率。Kindler等（1992年）报告广泛焦虑障碍的一组女性双生子，认为焦虑障碍具有明显遗传倾向，其遗传度约为30%。不过，某些研究表明，本病的遗传倾向不如惊恐障碍显著。

2.生化因素　基于苯二氮䓬类常用于治疗广泛焦虑障碍取得良好效果，提示脑内苯二氮䓬受体系统异常可能为焦虑产生的生物学基础。此外，许多主要影响中枢5-羟色胺的药物对焦虑症状有效，表明5-羟色胺系统对广泛焦虑障碍发病有重要作用。

3.心理因素　弗洛伊德认为，焦虑是一种生理的紧张状态，起源于未获得解决的无意识冲突。自我不能运用有效的防御机制，便会导致病理性焦虑。

（二）临床表现

1.精神焦虑　表现为对未来可能发生的、难以预料的某种危险或不幸事件的经常担心。有的患者不能明确意识到担心的对象或内容，而只是一种提心吊胆、惶恐不安的强烈内心体验者，称为自由浮动性焦虑。患者常有恐慌的预感，终日心烦意乱，坐卧不宁，忧心忡忡，似有大祸临头之感。

2.躯体焦虑　表现为运动不安与多种躯体症状。运动不安：患者表现搓手顿足，来回走动，紧张不安，不能静坐，可见眼睑、面肌或手指震颤。躯体表现：可见胸部压迫感、呼吸急促、心悸、尿频、耳鸣、头晕、上腹不适、头痛、肌肉疼痛、失眠、多汗等症状。

3.过分警觉　表现为惶恐，易惊吓，对外界刺激敏感，易于出现惊跳反应；注意力难以集中；难以入睡和易惊醒；感觉过敏；情绪易激惹等。

4.其他　广泛性焦虑障碍患者常合并疲劳、抑郁、强迫思维、人格解体等症状。

（三）诊断要点

一次发作中，患者必须在至少数周（通常为数月）内的大多数时间存在焦虑的原发症状，这些症状通常应包含以下几个要素：

1.恐慌　为将来的不幸烦恼，感到"忐忑不安"，注意困难等。

2.运动性紧张　坐卧不宁、紧张性头痛、颤抖、无法放松等。

3.自主神经功能亢进　出汗、心动过速、呼吸急促、上腹不适、头晕、口干等。

（四）治疗

药物治疗和心理治疗的综合应用是获得最佳治疗效果的方法。

1.药物治疗　急性期以缓解或消除焦虑症状及伴随症状，提高临床治愈率，恢复社会功能，提高生存质量为目标。抗抑郁药SSRIs和SNRIs对广泛性焦虑有效，且药物不良反应少，患者接受性好，如帕罗西汀、文拉法辛等，目前临床广泛使用。三环类抗抑郁剂如丙咪嗪、阿米替林等对广泛性焦虑有较好疗效，但有较强的抗胆碱能副作用和心脏毒性作用。β-肾上腺素能受体阻滞剂对于减轻焦虑症患者自主神经功能亢进所致的躯体症状如心悸、心动过速等有较好疗效。

2.心理治疗　　通过健康教育让患者明白疾病的性质，增进患者在治疗中的合作，在焦虑发作时对焦虑体验有正确的认知，避免进一步加重焦虑。鼓励患者进行适当的体育锻炼，并坚持正常生活工作。此外，对患者进行全面评估，通过认知行为治疗，如认知重建疗法和焦虑控制训练，可帮助患者改变不良认知并进行认知重建，减轻患者症状。

五、强迫障碍（obsessive-compulsive disorder）

强迫障碍简称强迫症，是以反复持久出现的强迫观念和强迫动作为主要症状的一类神经症。患者明知这些观念及动作没有现实意义，是不必要的或多余的，但却无法摆脱，因而感到十分苦恼。强迫障碍多发病于青少年期，常在无明显诱因下缓慢起病。

（一）病因及发病机制

1.遗传因素　　近年来大量研究发现强迫障碍的发病可能存在一定遗传倾向。如患者的父母中强迫症的患病率为5%~7%，比群体的发病率要高得多。患者的同胞、父母及子女，属强迫型人格者也较多。

2.生化因素　　有不少证据支持强迫障碍患者有5-羟色胺功能异常，研究发现5-羟色胺再摄取抑制剂如氯米帕明、氟西汀等，对强迫障碍有较好的疗效，提示5-HT系统功能增强与本症发病有关。

3.心理社会因素　　心理社会因素是强迫障碍重要的诱发因素。许多研究表明患者在首次发病时常遭受过一些不良生活事件，如人际关系紧张、生活环境变迁、担心意外、家庭不和、工作学习受挫等。

4.人格特征　　强迫障碍患者个性中或多或少存在追求完美、对自己和他人高标准严要求的倾向，部分患者病前即有强迫型人格，在疾病发生中起重要作用。

（二）临床表现

强迫障碍多在无明显诱因下缓慢起病，发病多始于童年或成年早期，病程多变。其基本特征是反复出现的强迫思维或强迫动作。

1.强迫思维　　是指以刻板形式反复进入患者头脑中的观念、表象或冲动，它们几乎总是令人痛苦的。患者往往试图抵制，但不成功。例如，一位母亲害怕自己最终会无法抵制要杀死自己孩子的冲动，因而痛苦不已。

2.强迫动作或仪式　　是一再出现的刻板行为。多数强迫动作涉及清洗（特别是洗手），反复检查以防范潜在的危险情境、保持有序和整洁。强迫仪式动作可占去一天中的数小时，有时还伴有明显的犹豫不决和行事迟缓。

（三）诊断要点

患者必须在连续两周中的大多数日子里存在强迫思维或强迫动作，或两者并存。这些症状引起痛苦或妨碍活动。强迫症状应具备以下特点：

（1）必须被看作是患者自己的思维或冲动。

（2）强迫症状反复出现，令人不快，甚至痛苦，患者总是试图抵制，但不能奏效。

（3）排除其他精神障碍继发的强迫症状。

（四）治疗

1.药物治疗　　抗强迫作用的药物主要是三环类抗抑郁药和5-羟色胺再摄取抑制剂。最有效的药物是氯米帕明，常用剂量为150～300 mg/d，一般2～3周开始显效，3～4周症状明显改善。治疗时间不宜短于6个月，部分患者需长期用药。对伴有严重焦虑者可合用苯二氮䓬类药物；对难治性强迫症，合用心境稳定剂或小剂量抗精神病药物，可取得一定疗效。

2.心理治疗　　心理治疗对强迫症患者具有重要意义，解释性心理治疗、支持性心理治疗、认知行为治疗及精神分析等，均可用于治疗强迫症。其中，暴露和反应预防是治疗强迫障碍较有效的行为治疗方法。暴露疗法是使患者面对引起焦虑的物品和环境；反应预防要求患者推迟、减少甚至放弃能减轻焦虑的行为，如缩短洗手时间、减少洗手频度，甚至放弃洗手。

3.其他　　电休克治疗适用于强迫观念强烈，并伴有浓厚消极情绪者，对症状顽固、久治无效、极端痛苦的患者，可试用精神外科治疗。

六、躯体形式障碍（somatoform disorders）

躯体形式障碍是一种以持久的担心或相信各种躯体症状的优势观念为特征的精神障碍，常伴有焦虑或抑郁情绪。患者反复就医，各种医学检查的阴性结果和医生的再三解释均不能打消患者疑虑。躯体形式障碍主要包括躯体化障碍、未分化的躯体形式障碍、疑病障碍、躯体形式的自主功能紊乱、躯体形式的疼痛障碍等。

（一）病因及发病机制

1.遗传因素　　某些研究认为躯体形式障碍与遗传易感素质有关。通过对一组慢性功能性疼痛的研究发现，其阳性家族史明显高于器质性疼痛。

2.人格特征　　不少研究发现，这类患者多具有敏感多疑、固执、对健康过度关心的神经质个性特征。他们更多地把注意力集中于自身的躯体不适及其相关事件，导致感觉阈降低，增加了对躯体感觉的敏感性，易于产生各种躯体不适和疼痛。

3.心理社会因素

（1）生活事件：某些研究发现生活事件与身体主诉呈正比，生活事件与疼痛量呈正相关。生活事件中以长期性应激为主。

（2）文化因素：有研究发现，情绪的表达常受特定的社会文化影响，负性情绪常被看成是无能耻辱的表现，从而阻碍该类情绪的直接表露，而躯体不适的主诉则是一种"合法"途径。

（3）认知作用：患者的人格特征及不良心境可影响认知过程，导致对感知的敏感和扩大化，使当事人对躯体信息的感觉增强，选择性地注意躯体感觉并以躯体疾病来解释这种倾向，增强了与疾病有关的联想和记忆，以及对自身健康的负性评价。

（二）临床表现

躯体症状可涉及全身各个系统，可有多种症状同时存在，表现为各种不适或疼痛。主要临床类型如下：

1.躯体化障碍　主要特征为多种多样、反复出现、时常变化的躯体症状。患者常伴明显抑郁和焦虑。躯体症状可涉及身体的任何部位，常见的有胃肠道感觉（疼痛、打嗝、反酸、呕吐、恶心等）、异常的皮肤感觉（痒、烧灼感、刺痛、麻木感、酸痛等）、皮肤斑点等。

2.未分化躯体形式障碍　如果躯体主诉具有多样性、变异性和持续性，但又不足以构成躯体化障碍的典型临床相，则应考虑本诊断。常见的症状有：疲乏无力、食欲缺乏，以及胃肠道或泌尿系统不适。

3.疑病障碍　是指患者担心或相信自己患有一种或多种严重躯体疾病的躯体形式障碍，主要表现为对身体健康或疾病的过分担心，其严重程度与实际健康状况很不相称。患者反复就医，各种医学检查阴性结论和医生的解释均不能打消患者疑虑。

4.躯体形式的自主神经功能紊乱　是一种主要受自主神经支配与控制的器官或系统发生躯体障碍所致的神经症样综合征。常涉及的系统为心血管、胃肠道、呼吸、泌尿生殖系统等。

5.躯体形式疼痛障碍　主要表现为各种部位的持久性疼痛，使患者痛苦或影响其社会功能，但医学检查未见疼痛部位有器质性病变。常见的疼痛部位是头痛、非典型面部痛、腰背痛和慢性盆腔痛，疼痛可位于体表、深部组织或内脏器官，性质可为模糊的钝痛、胀痛、酸痛或锐痛。发病高峰年龄在30~50岁，以女性患者多见。患者常以慢性疼痛作为其突出症状而反复求医，服用多种药物治疗，常致镇静、止痛药物依赖，并伴发焦虑、抑郁和失眠。

（三）诊断要点

（1）存在各式各样、变化多端的躯体症状至少两年，且未发现任何恰当的躯体解释。

（2）不断拒绝多名医生关于其症状没有躯体解释的忠告与保证。

（3）症状及其所致行为造成一定程度的社会和家庭功能损害。

（四）治疗

1.心理治疗　心理治疗的目的在于让患者逐渐了解所患疾病的性质，改变错误的观念，解除或减轻精神因素的影响，使患者对自己的健康状态有一个相对正确的评估。目前以支持性心理治疗为本病的治疗基础，同时辅以暗示治疗、工娱治疗。

2.药物治疗　应用精神药物进行对症治疗非常重要，由于患者的症状多样，常合并使用精神药物，如三环类抗抑郁药、SNRI等对躯体形式疼痛障碍有效。此外，对确实难以治疗的病例可以使用小剂量非典型抗精神病药物，如喹硫平、利培酮等，以提高疗效。

在治疗实践中，尚需注意医患关系。对患者的主诉和症状不要急于否认，需认真检查以确定是否存在躯体疾病，以免漏诊误诊、延误治疗。在查明病情的基础上，巧妙、机敏地婉拒不必要的检查。

七、神经衰弱

神经衰弱（neurasthenia）是指大脑由于长期的情绪紧张和精神压力，从而产生的精神活动能力减弱的一类神经症。其主要特征是精神易兴奋和脑力易疲乏，常伴有情绪不稳、易激惹、睡眠障碍、头痛、多种躯体不适等症状，这些症状不能归于躯体疾病、脑器质性疾病或某种特定的精神疾病。常缓慢起病，病程迁延。病前多有持久的情绪紧张和精神压力。

（一）病因及发病机制

1.人格特征　多数患者病前具有不良的性格特征：孤僻、胆怯、敏感、多疑、急躁或遇事容易紧张，因而易于导致对生活事件的调节障碍，使大脑长期处于持续性紧张而发病。

2.精神因素　神经系统功能过度紧张，长期心理冲突和精神创伤引起负性情感体验，生活无规律，过分疲劳，缺乏充分的休息等都可成为本病起因。

3.其他　感染、中毒、营养不良、内分泌失调、脑外伤和慢性躯体疾病等也可成为本病的诱因。

（二）临床表现

1.脑功能衰弱症状　是神经衰弱的基本症状，包括精神易兴奋和脑力易疲乏。主要表现为回忆和联想增多，整个思维活动没有效率，使患者深感苦恼。患者经常感到精力不足、萎靡不振、不能用脑，或脑力迟钝、肢体无力、困倦思睡、注意力集中困难、工作效率显著下降，即使充分休息也不足以恢复其疲劳感。

2.情绪症状　主要表现为烦恼、紧张、易激惹。烦恼的内容往往涉及现实生活中的各种矛盾，感到困难重重，无法解决。遇事易激动，或烦躁易怒，或易于伤感、落泪。

3.心理生理障碍　神经衰弱患者常伴大量的躯体不适症状，最常见的有睡眠障碍和紧张性疼痛。睡眠障碍多表现为入睡困难和易惊醒。而紧张性疼痛常因紧张情绪引起，以紧张性头痛最常见，患者常感头昏、头涨、头部紧压感。

（三）诊断要点

（1）神经衰弱患者有显著的衰弱或持久的疲劳。

（2）表现以下症状中的任何两项：易兴奋又易疲劳；情绪波动大，烦恼、紧张、易激惹；因情绪紧张引起紧张性头痛或肌肉疼痛；睡眠障碍。

（3）上述情况对学习、工作和社会交往造成不良影响。

（四）治疗

1.心理治疗

（1）认知疗法：神经衰弱多可找到一些心理冲突的原因，心理冲突的产生除与外界因素有关外，也与患者的心理素质有关。因此，促进患者的认知转变，尤其对帮助患者调整对生活的期望，减轻现实生活中的压力有较好的效果。

（2）放松疗法：神经衰弱患者多有紧张情绪，也可伴紧张性头痛、失眠等，指导患者运用各种放松方法，如瑜伽、生物反馈训练等，对帮助患者放松、缓解紧张有一定效果。

（3）支持性和解释性的心理治疗：可帮助患者认识疾病的性质和消除继发焦虑。

2.药物治疗　抗焦虑抗抑郁药物可改善患者的焦虑和抑郁，也可使肌肉放松，消除一些躯体不适感。

3.其他治疗　包括工娱治疗，体育锻炼，调整不合理的学习、工作方式等，可帮助患者摆脱烦恼处境，改善紧张状态，缓解精神压力。

护理案例

患者，女，32岁，病前性格内向、敏感。患者3个月来经常莫名担心，紧张，整日心烦，坐立不安，常彻夜不眠，但又说不出心烦的理由。1个月前，患者突感胸闷、气急、大汗淋漓、全身颤抖、极度恐惧，并伴有窒息死亡的感觉，想大声呼救，但叫不出声音，随后眼前发黑，四肢无力，倒在地上。此后又有过几次类似发作，每次持续15～30分钟，被家人送往急诊室留观，但24小时心电监护、超声心动和心电图等检查均无明显异常。此次入院查体发现患者心率较快，手心出汗明显，呼吸略显急促，双手细微震颤，不停在室内走动。精神检查：意识清晰，接触合作，求医迫切。未见幻觉、妄想。

请思考：

1.按顺序识别患者存在的精神症状。

2.如何对患者开展有效的护理工作？

第二节　神经症性障碍患者的护理

一、护理评估

1.生理状况　评估患者的生命体征、营养、睡眠、饮食、排泄情况、生活自理能力及患者的生长发育史、家族史、既往史、用药情况、药物过敏史及躯体症状的表现等。

2.心理状况　评估患者的精神症状、情感状态、行为表现等。评估患者有无精神易兴奋和脑力易疲劳，有无焦虑、恐惧、抑郁、易激惹等情绪症状，有无强迫观念、强迫意向和强迫行为，有无懒散、被动、怪异行为、暴力行为、自伤行为，有无意识改变状态、感觉异常、运动障碍等。

3.社会状况　对患者社会文化背景、经济状况、工作及学习环境、社会支持系统、人际交往能力等进行评估，评估患者有无生活压力事件及应对情况。

二、护理诊断

1.认知缺乏　与对情境评价不当有关。

2.有暴力行为的危险　与焦虑、恐惧、易激惹有关。

3.焦虑　与紧张、担心、不愉快的观念反复出现有关。

4.恐惧　与暴露在所害怕的客体或不能预测或控制焦虑反应有关。

5.个人应对无效　与焦虑、恐惧而无法应对压力情境有关。

6.社交障碍　与对社交活动的恐惧和回避有关。

7.营养失调：低于机体需要量　与焦虑症状导致的食欲差有关。

8.自理能力缺陷　与强迫行为或情绪低落有关。

9.睡眠型态紊乱　与严重焦虑引起的生理症状有关。

10.疼痛或躯体不适　与自主神经功能紊乱、神经症性障碍有关。

11.潜在并发症：自杀、自伤行为　与疾病久治不愈、自卑和无望有关。

三、护理措施

（一）安全和生活护理

1.安全护理　急性焦虑反应的患者、强迫症状较重的患者均可引起继发性情绪低落，患者可能出现自伤、自杀行为，故对这类患者不能放松其自杀的预防。应为他们提供安全的治疗环境，减少心理压力，缓解内心冲突，病房内应避免自杀工具的存在，避免患者接触刺激性和危险性物品，防范措施及环境设备应完善，并定期实施检查；一旦发现自杀、自伤等意外，应立即隔离保护患者，上报医生实施有效救护措施；做好自杀自伤后心理护理，根据患者心理状况，进一步制定针对性的防护措施，重点交班、重点防范。

2.饮食护理　患者可能出现食欲减退、体重下降、消瘦等。其原因大多与紧张、焦虑、恐惧、抑郁等负性情绪，以及胃肠不适、腹痛、腹胀、恶心、便秘等胃肠功能紊乱有关。因此，应鼓励患者进食，选择易于消化、富于营养，色、香、味俱全的可口食物。

3.排泄护理　观察大小便情况，患者可能因药物副作用出现便秘，应鼓励患者多食蔬菜水果、多喝水、多活动，对便秘2~3日的患者，可按医嘱给予缓泻剂或进行灌肠等处理。

4.睡眠护理　睡眠障碍是神经症患者最为苦恼的症状之一。患者常有入睡困难、似睡非睡、易惊醒等，因而白天疲倦常卧于床上。护士应协助患者制定合理的作息制度与计划，鼓励患者参与病区组织的工娱活动和体育锻炼，减少白天卧床时间，创造良好的睡眠环境，安抚患者情绪，教会促进睡眠的措施，必要时遵医嘱使用镇静催眠药，保证睡眠质量。

（二）特殊护理

1.焦虑患者的护理　加强与患者的沟通，护士要态度和蔼，注意倾听患者的心声，提问要简单，着重当前问题。对不太合作的患者，护士应耐心等候，给患者足够的时间以做调整，或择期再询问；患者愿意诉说时，要及时给予鼓励，逐步深入，帮助患者识别自己的焦虑情绪，共同来寻找出负性情感发生前有关的事件，制定相应的护理措施。

2.强迫障碍患者的护理　注意观察患者症状，适当地控制患者的强迫动作，出现强迫动作时，护士可以用言语或行为帮助患者减少强迫动作的时间和次数，并转移其注意力以缓解症状。

3.惊恐发作的护理　①患者在惊恐发作时，护士应镇静、稳重，防止将医护人员的焦虑传给患者，立即让患者脱离应激源或改换环境，有条不紊地进行治疗和护理。②惊恐发作急性期的患者，应陪伴在患者身旁，态度和蔼，耐心倾听与安抚，对其表示理解和同情，并可给予适当的安慰和按摩。对患者当前的应对机制表示认同、理解。鼓励患者按可控制和可接受的方式表达焦虑、激动，允许自我发泄；如患者表现为挑衅和敌意，要适当限制，并对可能的后果有预见性，针对可能出现的问题，预先制定相应的处理措施。③惊恐发作的间歇期教给患者关于惊恐障碍及其他生理影响的知识能够帮助患者战胜惊恐。患者理解什么是惊恐障碍和有多少人在遭受惊恐障碍的痛苦，能够使其症状减轻；运用认知干预的方法，帮助患者辨别出可能诱发惊恐发作的因素，如特殊的情景或者想法。当患者明白惊恐发作是与哪些诱发因素相分离和独立的，这些诱发因素引起惊恐发作的能力就会降低甚至消失。用内感性暴露的方法帮助患者减轻症状，首先让患者反复想象暴露于惊恐发作时体验到的感觉中，如心悸或头晕的感觉。其次，教会患者通过控制过度换气或体力活动（如跑步、疾步上楼以引起心动过速）减轻恐惧感。最后，让患者体会和了解到这些感觉不一定进一步发展成为完全的惊恐发作。教会患者放松技术，以便患者在急性发作时，能够自我控制；做好家属工作，争取家庭和社会的理解和支持。

4.神经衰弱患者的护理　缓解其精神压力，帮助患者学会放松治疗，增进放松的方法很多，如听舒缓音乐、静坐、慢跑、打太极拳，以及利用生物反馈训练肌肉放松等。

（三）用药护理

遵医嘱给予相应的治疗药物，控制症状发作。对于严重的强迫行为患者、严重的疑病症患者可用少量的抗精神病药。镇静催眠药物对所有具有失眠症状的神经症均有效，但需注意尽可能少量、短时用药，以免产生对药物的依赖。督促患者完成药物治疗计划，注意观察药物疗效和不良反应。

（四）心理护理

1.建立良好的护患关系　能使患者对医务人员产生信任，对治疗抱有信心。以真诚、理解的态度接触患者，当患者述说躯体不适时，不能简单地否认或评判，应耐心倾听。因为对患者而言，表现的躯体症状并非患者可以控制的，所以耐心倾听让患者感受到自己的痛苦能被护理人员所理解和接受，并得到心理的安慰。

2.与患者共同探讨解决问题的方法　与患者讨论与疾病有关的应激源，改变应对应激的方式，帮助其认识这些应激源对个人健康的影响。重建正确的疾病概念和对待疾病的态度，顺其自然，接受症状，转移注意力，尽量忽视它；参加力所能及的劳动。

3.鼓励患者表达　鼓励患者表达自己的情绪和不愉快感受，将有助于释放其内心储积的焦虑能量，为护理人员创造帮助患者认识自身负性情绪的宣教时机。当患者表达自己的想法和感受时，医护人员应作出一定的反应，如表示同情与理解，同时针对患者表达的问题，制定相应的护理措施。

4.教会放松技术　交给患者应用意向引导、深呼吸或其他放松技术来放松肌肉。

（五）家庭干预和社会功能训练

（1）向家属讲解疾病的症状及相关知识，帮助家属接受和理解患者的痛苦，减少因患者的怪异行为而感到的羞耻和难堪感受。

（2）鼓励家属参与治疗计划，与患者和家属一起讨论疾病对家庭的影响，帮助患者获得良好的社会及家庭支持系统。

（3）协助患者及家庭维持正常角色行为，提倡家属以平和的心态对待患者，帮助患者改善自我照顾能力，协调患者增强对社会环境和家庭的适应能力，鼓励患者努力学会自我调节，尽早摆脱依赖感。

（4）帮助患者分析现有的人际资源，鼓励患者扩大社会交往的范围，以最大限度地满足自身的心理需求。与此同时鼓励患者积极参加团体治疗，增加人际交往机会，以此获得情感上的支持，消除或减少寂寞、孤独感；鼓励患者加入群众互助团体，发展新的社会支持系统。

（六）健康指导

帮助患者或家属正确了解疾病的知识，以减轻患者和家属的担心。同时还应指导家属做好患者出院后的家庭治疗及护理。家庭是患者的主要社会支持系统，一方面可帮助患者缓解压力，另一方面也可成为造成或加重患者压力的根源。因此，要协助患者寻找可能存在的家庭困扰，并对存在的困扰进行分析，寻求解决方法。

练习题

一、选择题

1. 焦虑症发作有两种形式，一种是广泛性焦虑障碍，另一种是（　　）。

  A. 恐惧　　　　　　　　　　B. 惊恐发作　　　　　　　　C. 强迫症

  D. 疑病症　　　　　　　　　E. 分离（转换性）障碍

2. 患者，女，41岁，以广泛性焦虑障碍入院。广泛性焦虑障碍症状不包括（　　）。

  A. 坐卧不安　　　　　　　　B. 出汗、心跳加快　　　　　C. 尿频、尿急

  D. 莫名恐惧　　　　　　　　E. 濒死感

3. 常规治疗焦虑症的药物不包括（　　）。

  A. 地西泮　　　　　　　　　B. 咪达唑仑　　　　　　　　C. 阿普唑仑

  D. 劳拉西泮　　　　　　　　E. 奋乃静

4. 患者，女，18岁，诊断为焦虑症。患者整日处于惶恐不安中，感觉难受，有自杀企图，正服用苯二氮䓬类药物治疗，目前最重要的护理措施是（　　）。

  A. 观察药物不良反应　　　　B. 保护患者安全，降低焦虑程度

  C. 改善睡眠环境　　　　　　D. 深入了解引发患者焦虑的来源

  E. 鼓励患者参加工娱治疗

5. 关于焦虑症患者的护理措施，不恰当的是（　　）。

  A. 帮助患者认识症状　　　　B. 护士应接受患者的病态行为

  C. 关注患者过多不适的主诉　　D. 鼓励患者以言语表达的方式疏泄情绪

  E. 尽量满足患者的合理要求

6. 强迫症最常见的发病年龄是（　　）。

  A. 学龄前期　　　　　　　　B. 学龄期　　　　　　　　　C. 青少年期

  D. 成年期　　　　　　　　　E. 老年期

7. 患者反复思索为什么人要长两条腿，这属于（　　）。

  A. 强迫联想　　　　　　　　B. 强迫意向　　　　　　　　C. 强迫穷思竭虑

  D. 强迫动作　　　　　　　　E. 强迫怀疑

8. 患者，女，平常向来小心谨慎，最近一个月每次出门，明知门窗已经关好，却仍不放心，从而反复检查，这属于（　　）。

　　A. 强迫联想　　　　　　　　B. 强迫意向　　　　　　　　C. 强迫回忆

　　D. 强迫检查　　　　　　　　E. 强迫怀疑

9. 患者，男，自述"在桥上看到火车开过来，就出现想要跳下去自杀的冲动"，虽不伴有相应行动，但却因此感到焦虑、紧张。护士评估时考虑为（　　）。

　　A. 强迫联想　　　　　　　　B. 强迫意向　　　　　　　　C. 强迫穷思竭虑

　　D. 强迫动作　　　　　　　　E. 强迫怀疑

10. 患者，女，在日常生活中会反复检查是否锁好门窗或不停洗手，最可能的诊断是（　　）。

　　A. 强迫症　　　　　　　　　B. 焦虑症　　　　　　　　　C. 孤独症

　　D. 抑郁症　　　　　　　　　E. 恐惧症

二、思考题

1. 简述各种焦虑障碍的临床表现。

2. 试述惊恐发作的护理措施。

第十章　分离（转换）性障碍患者的护理

学习目标

1. 掌握分离（转换）性障碍的主要表现形式及护理措施。
2. 熟悉分离（转换）性障碍的病因。
3. 了解分离（转换）性障碍的治疗原则。
4. 学会识别分离（转换）性障碍的症状，对分离（转换）性障碍患者实施有效的护理。
5. 具有爱护患者的高级情感及与患者建立良好护患关系的意识。

第一节　分离（转换）性障碍

分离（转换）性障碍［dissociative（conversion）disorders］是一类由明显精神因素如重大生活事件内心冲突、情绪激动、暗示或自我暗示作用于易感个体所导致的以解离和转换症状为主的精神疾病。其疾病的发生、症状和病程与患者的病前人格特征有关。国外有关统计资料显示，居民中患病率女性为3‰~6‰，男性少见。文化落后、经济状况差的地区患病率较高。

该病以往也称癔症、歇斯底里，系由于明显心理因素引起的一种以解离和转换症状为主的精神症状。解离症状表现为对自我身份识别和过去记忆的部分或完全丧失；转换症状表现为在遭遇无法解决的问题和冲突时所产生的不快心情，以转化为躯体症状的方式出现，但症状与患者的现实不相符，也无可证实的器质性病变。

该病的患病率报告不一。我国1982年12地区精神障碍流行病学调查普通人群本病患病率为3.55‰，首次发病多在35岁以前。女性患病率高于男性，文化落后、经济状况差的地区患病率较高。绝大多数患者急性起病，病程短暂，预后良好。如病程持续超过一年，慢性化的可能较大。

一、病因及发病机制

（一）心理社会因素

国内非常重视心理因素在本病中的致病作用。常见的心理因素为家庭、工作、人际关系等，往往使者感到委屈、气愤、羞愧、窘迫、恐惧等。这些精神刺激均直接致病或为第一次发病的因素。部分患者多次发病后可无明显诱发因素，而可能通过触景生情，联想呈自我暗示而生病。

（二）遗传因素

本病最早的遗传学研究是Kraulis在1931年完成的，1957年Ljungberg对281例患者的一级亲属进行研究，发现男性亲属的患病率为2.4%，女性亲属的患病率为6.4%，高于一般居民的患病率，表明本病与遗传有关。但Slater在1961年进行的孪生子研究（在12对单卵双生子中未见相同的发病者）不支持遗传的假说。Cloninger等认为本病是一种多因素遗传疾病。

（三）个性因素

患者病前性格特点显著，与本病有明显的关系。

1.情感丰富　情感鲜明强烈但不稳定，容易从一个极端走向另一个极端。总是以自己的情感体验来判断外界事物和指引自己的行为。

2.自我中心　即处处吸引他人对自己的注意，总是希望自己成为别人注意的中心或成为一个群体的中心，喜欢将自己的意志强加于别人，爱炫耀自己，富夸张、表演色彩。

3.暗示性高　本病患者具有高度暗示性，表现易轻信，即在一定的环境气氛及情感基础上，对外界某种观念或者某种影响易于接受；另一方面，容易对自身感觉或者某种观念无条件接受，称自我暗示。

4.富于幻想　指在情感的基础上，想象丰富、生动、活泼，使人产生难以分辨现实与虚幻的印象。可有幻想性说谎现象。

二、临床分型

（一）分离性障碍

分离性障碍又称解离性障碍，是较常见的临床类型，起病常与精神因素有关，病前往往有较明显的人格缺陷。表现为急骤发生的意识范围狭窄、具有发泄特点的情感爆发、选择性遗忘及自我身份识别障碍等。

1.分离性遗忘　在没有器质性病变或损伤的基础上，突然丧失对某些事件的记忆，被遗忘的事件往往与患者的精神创伤有关，遗忘常具有选择性，也有部分患者表现为丧失全部记忆。

2.分离性漫游　发生在觉醒状态下，患者突然离开日常生活环境进行旅行。患者给人清醒正常的感觉，能自我照顾，进行简单的人际交往，有明确的目的地，有些病例甚至采取新的身份去完成旅行。此时患者意识范围缩小，自我身份识别障碍，但日常的基本生活（如饮食起居）能力和简单的社交接触（如乘车、购物、问路等）依然保持。往往持续几天，突然结束，清醒均有遗忘。

3.分离性身份识别障碍　又称双重人格或多重人格，表现为两种或两种以上不同的人格，每种"人格"或"身份"均各有其独特的个性、行为和态度，完全独立，交替出现，互无联系。这种表现也称双重人格。若同一患者先后表现为两种以上的身份则称为多重人格。不同人格间的转换常很突然，对以往身份遗忘而以另一身份进行日常活动，每种人格都较完整，甚至可与患者的病前人格完全对立，首次发作常与精神创伤有关。

4.分离性精神病　包括分离性木僵和分离性附体障碍。

（1）分离性木僵：往往发生于精神创伤或创伤性体验后，呈木僵或亚木僵状态，但姿势、肌张力等无明显异常，一般数十分钟可自行醒转。

（2）分离性附体障碍：发病时患者意识范围缩小，往往只限于当前环境的一两个方面，处于自我封闭状态。常见亡灵、神鬼附体，从言谈到举止都似被外界力量控制。处于出神状态的人，如果声称自己是和神或已死去的某人在说话，称为附体状态。出神或附体是不由自主、非己所欲的，有别于迷信活动的神鬼附体。

5.其他分离障碍　除以上类型分离障碍外，临床上还可见到以下特殊类型：

（1）情感爆发：常在与人争吵、情绪激动时突然发作，意识障碍较轻，表现为哭泣、叫喊、在地上打滚、捶胸顿足、撕衣毁物、扯头发或以头撞墙，言语行为有尽情发泄内心愤懑情绪的特点，在多人围观的场合发作尤为剧烈。一般历时数十分钟可安静下来，事后可有部分遗忘。

（2）刚塞综合征：患者有轻度意识模糊，对提问可以理解，但经常给予近似的回答，如患者回答"1+1=3""一个手有8个指头"等。

（3）童样痴呆：精神创伤后突然表现为儿童样的幼稚语言和动作，患者以幼儿自居，逢人就称叔叔、阿姨。

（二）转换性障碍

患者的躯体症状没有任何可以证实的相应的器质性改变，也常与生理或解剖学原理不符。旁人可以明确感到患者症状带有情绪性，如逃避冲突、对内心欲求或怨恨的指向等，但患者一概否认，有时还会伴有形式不同、数量不等的寻求他人关注的行为。转换性障碍表现为运动障碍与感觉障碍。

1.运动障碍　包括异常运动、步态异常、肢体麻木、震颤、舞蹈样抽动和瘫痪。

（1）肢体瘫痪：可表现为单瘫、截瘫或偏瘫，伴有肌张力增强或弛缓，无神经系统损害的体征，但病程持久者可有失用性肌萎缩。

（2）肢体震颤、抽动和肌阵挛：表现为肌肉粗大阵挛或不规则抽动，肌阵挛则为一群肌肉的快速抽动，类似舞蹈样动作。

（3）起立不能、步行不能：患者双下肢可活动，但不能站立，扶起需人支撑，否则会向一侧倾倒，但通常不会跌伤。也不能起步行走，或行走时双足并拢，或呈摇摆步态。

（4）失音症：患者想说话，但发不出声音，或只能用耳语或嘶哑的声音交谈。

2.感觉障碍　可表现为躯体感觉缺失、感觉过敏、感觉异常、视觉障碍和听觉障碍。

（1）感觉缺失：可以是半身感觉缺失，也可以表现为手套袜套型感觉缺失，缺失的感觉可为痛觉、温觉、冷觉、触觉，且缺失范围与神经分布不一致。

（2）感觉过敏：皮肤对触摸特别敏感，很轻的抚摸都会感到疼痛不堪。

（3）感觉异常：是指患者在咽部检查无异常的情况下感觉到咽部异物感或梗阻感。

（4）视觉障碍：可表现为失明、管窥、视野缩小等。常突然发生，可也经过治疗，突然恢复正常。患者虽有视觉丧失的主诉，但却惊人地保留着完好的活动能力。

（5）听觉障碍：多表现为突然听力丧失，电测听和听诱发电位检查正常。

（三）分离（转换）性障碍的特殊表现形式

集体发作是本病的特殊形式，多发生于常在一起生活的群体中，如学校、教堂、寺院等。首先为一人发病，围观和目睹者受到感染，在暗示和自我暗示下相继出现类似症状，短时内暴发流行。

三、诊断要点

确诊必须存在以下各点：具有分离（转换）性障碍中各种障碍的临床特征；不存在可以解释症状的躯体障碍的证据；有心理致病的证据，表现在时间上与应激性事件、问题或紊乱的关系有明确的联系（即使患者否认这一点）。

四、治疗

心理治疗在分离性障碍的治疗中十分重要。药物治疗主要是针对患者的焦虑和抑郁情绪，同时可以强化心理治疗效果，此外通过药物消除伴发的焦虑、抑郁和躯体不适症状，从而减少患者自我暗示的基础。治疗中应贯彻以下原则：①不直接针对症状；②不鼓励症状的残留；③掌握适当的环境；④采取综合治疗方法，如电刺激物理疗法、催眠和其他暗示性技术、消除症状的行为治疗、家庭治疗、长程的内省式心理治疗均有效。

（一）心理治疗

本病的症状是功能性的，大多数的分离（转换）性障碍患者会自然缓解或经过行为治疗、暗示、环境支持缓解。早期充分治疗对防止症状反复发作和疾病的发展十分重要。对初次发病者合理解释疾病的性质，说明症状与心因和个性特征的关系，配合适当的心理与药物治疗，常可取得良好效果。此外，帮助患者学习新的解决问题方式和应付策略以应对生活中的问题和困难十分重要。

（二）药物治疗

口服抗焦虑药能够降低患者的焦虑，使其更好地接受心理治疗。对于伴有精神病性症状或兴奋躁动的患者可给予抗精神病药物治疗，或给予地西泮10～20 mg静脉缓慢注射，大部分患者入睡转醒后上述症状可消失。若伴有抑郁焦虑时可给予相应的抗抑郁药和抗焦虑药治疗。

护理案例

患者，女，29岁，已婚，工人。主诉：阵发性暴怒，捶胸撕衣，咬人毁物，号哭呻吟，狂奔乱跑，每次症状持续数小时后缓解，反复发作已经3年。

3年前她生孩子时竟无好友探视，万分委屈，产褥期工作被解除，闻讯后双眼凝视，片刻后开始抽泣，然后骤停，掀开被子，扔下婴儿，从床上一跃而起，狂呼乱叫，冲出门外，家人劝阻时，患者一反弱不禁风的常态，怒发冲冠、拳脚并用、碰撞撕咬，被家人关进房间后，捶胸撕衣，哭天喊地，以头撞墙，后伏床痛哭，昏昏入睡。其后多次发生此类症状，均因鸡毛蒜皮的小事而引发，尤其在众人围观时，患者怒不可遏，顿足叉腰，唾沫四溅。

患者素来性格急躁，易情绪化，好说好动，爱唱爱跳，易受暗示。精神检查时患者眉飞色舞，绘声绘色，未发现明显精神障碍。临床诊断：分离性障碍——情感爆发。

请思考：

1. 按顺序识别患者存在的精神症状。

2. 如何对患者开展有效的护理工作？

第二节 分离（转换）性障碍患者的护理

一、护理评估

1.生理状况 评估患者的生命体征、营养、睡眠、饮食、排泄情况、生活自理能力及患者的生长发育史、家族史、既往史、用药情况、药物过敏史及躯体症状的表现等。

2.心理状况 评估患者的精神症状、情感状态、行为表现等。评估患者有无感觉的异常、思维的改变、注意力及记忆力的变化，有无幻觉，有无情绪不稳定、易激惹、焦虑、恐惧、抑郁等，有无懒散、被动，有无怪异行为，有无暴力行为、自伤行为等。

3.社会状况 对患者社会文化背景、经济状况、工作及学习环境、社会支持系统、人际交往能力等进行评估，评估患者有无生活压力事件及应对情况。

二、护理诊断

1.营养失调：低于机体需要量 与痉挛发作、震颤、抽动和阵挛有关。

2.躯体移动障碍 与分离性运动障碍、分离性木僵有关。

3.有受伤的危险 与情感爆发和痉挛发作有关。

4.社交障碍 与癔症性意识障碍、癔症性精神病、癔症性神游有关。

5.焦虑 与对疾病性质缺乏认识有关。

6.记忆受损 与阶段性遗忘有关。

7.个人应对无效 与焦虑、恐惧而无法应对压力情境有关。

三、护理措施

（一）生活护理

（1）评估患者睡眠障碍的原因，减少影响患者睡眠的诱发因素。为患者创造良好的睡眠环境，合理安排作息制度，养成良好的睡眠习惯。

（2）鼓励患者进食，为其提供营养丰富、易消化、色香味俱全的食物。

（3）根据患者的生活自理情况，做好日常生活护理。对分离性木僵的患者，要注意口腔和皮肤护理，定期翻身，防止压疮发生。

（4）督促和鼓励患者循序渐进地进行功能锻炼，促进其躯体正常功能的恢复。

（二）心理护理

1.建立良好的护患关系 交谈时应态度和蔼、注意倾听，以真诚、理解、和善、支持的态度对待患者，鼓励患者表达自己的情绪和不快体验，协助其识别和接受负性情绪和行为。

2.帮助患者正确认识和对待疾病 与患者共同探讨与疾病相关的应激源及应对方式，协助患者消除应激，学习新的应对方法，接受和应对不良情绪，增强其对应激事件的认识能力。

3.帮助患者锻炼和纠正性格缺陷 针对患者以自我为中心的特点，加强心理疏导及个性教育，培养开朗乐观的情绪，增强治愈疾病的信心。

4.做好家属配合工作 向家属交代疾病的特点及预防复发的相关知识，要求家属用正确的态度对待患者，督促和协助患者按时服药、定期复查，预防疾病复发。

（三）用药护理

督促患者按时完成药物治疗计划，观察药物疗效及副作用，给予服药指导，以有效控制疾病的症状。

（四）安全护理

提供安静舒适的环境，减少外界刺激。加强安全护理，避免环境中的危险因素，防患于未然。加强巡视，严防患者可能发生的自杀、自伤及冲动伤人毁物行为并及早干预。

（五）健康教育

（1）根据患者特点，进行个体化的健康教育，以提高患者及家属对疾病的认识，消除焦虑、紧张、抑郁情绪。

（2）帮助患者认识自身性格缺陷，教会患者正确处理问题的方法，不断完善自己的性格，调整不良情绪，增强心理承受能力。鼓励患者积极参加各项活动，增强社会适应能力，促进疾病康复。

（3）指导和教育患者及家属正确认识疾病的性质。如分离性障碍患者所表现出来的疾病症状是功能性而非器质性，消除患者和家属的顾虑。

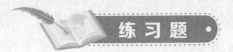

练习题

一、选择题

1.下列关于分离（转换）性障碍描述，不正确的是（　　　）。

　　A.旧称为歇斯底里　　　　　　　　B.首次发病多在35岁以前，女性患者多于男性

　　C.一般有相应的器质性病变基础　　D.起病多与明显的心理因素有关

　　E.多数预后良好

2.下列哪项不符合分离（转换）性障碍患者的性格特征？（　　　）

　　A.情感丰富　　　　　　　B.固执己见　　　　　　　C.暗示性强

　　D.自我中心　　　　　　　E.富于幻想

3.某中学生与人吵架时被对方掐住颈部，第二天发现不能说话了，入院诊断"癔症性失音"，住院两个月后基本好转。该患者出院时的健康教育是（　　　）。

　　A.出院后减少外出活动　　　　B.减少人际冲突和精神刺激

　　C.不许做自己喜欢的运动　　　D.对患者的一切需求家人都要满足

　　E.不与患者谈论分析其性格的不足

4.某女性因与同事闹矛盾受刺激后，表现为大吵大闹，污言秽语，用头撞墙，撕扯对方的衣服。这种癔症性情感爆发的发作特点是（　　　）。

　　A.不能自行缓解　　　　　　　B.因周围人的劝慰和围观而持续

　　C.事后对发作的过程都能回忆　　D.发作恢复正常后会有羞愧感

　　E.以后再遇到精神刺激不再发作

5.下列属于分离（转换）性障碍的感觉障碍是（ ）。

   A.耳聋   B.失明   C.感觉缺失

   D.咽部异物感   E.以上都是

6.某妇女与人发生口角后，突然不能发声，但能用手示意，耳鼻喉科检查声带活动良好，情绪轻度焦虑。该症状为（ ）。

   A.运动性失语   B.缄默症   C.癔症性失音

   D.焦虑状态   E.急性喉炎

二、思考题

1.简述分离（转换）性障碍的主要表现形式。

2.试述分离（转换）性障碍患者的护理要点。

第十一章　应激相关障碍患者的护理

1. 掌握应激相关障碍的临床类型及特点、应激相关障碍的护理措施。
2. 熟悉应激相关障碍的病因。
3. 了解应激相关障碍的治疗原则。
4. 学会识别应激相关障碍的症状，对应激相关障碍患者实施有效的护理。
5. 具有爱护患者的高级情感及与患者建立良好护患关系的意识。

第一节　应激相关障碍

生活中应激事件普遍存在，大多数情况下个体均能适应。但过于强烈的应激源作用于个体，超过个体的应对能力，产生一定的精神症状，即出现与应激相关的障碍，常见的有急性应激障碍、创伤后的延迟反应及对环境的适应性障碍。应激相关障碍患者的病程经过与创伤性体验密切相关，伴有相应的情感体验，容易被人理解，一旦致病因素消除或改变发病时处境，给予适当治疗，可恢复正常，预后较好。本病可发生于任何年龄，而以青壮年多见。

应激相关障碍（stress-related disorders）是一组由心理、社会因素引起异常心理反应所致的精神障碍，也称反应性精神障碍。包括急性应激障碍、创伤后应激障碍和适应性障碍。其共同特点为：①心理社会因素是发病的直接原因。②症状表现与心理社会因素的内容有关。③病程、预后与精神因素的消除有关。④病因大多为剧烈或持久的精神创伤因素。一般预后良好，无人格方面的缺陷。

一、病因及发病机制

应激相关障碍的病因和发病机制目前还不十分清楚，是多种因素复杂作用的结果。

1. 社会环境因素　自然灾害和事故灾害，如战争、洪水、地震、车祸、风暴等严重威胁生命安全和财产巨大损失的灾害，都可引起应激相关障碍。

2. 严重的生活事件　如家庭矛盾、失恋、离异、配偶患病或死亡等。家庭矛盾包括家庭几代成员之间的矛盾、家庭经济上的矛盾，以及教育子女等方面的重大分歧等。

3. 个体因素　个体的人格特点、教育程度、智力水平、生活态度和信念以及社会文化背景等，对应激相关障碍的发生发展有着重要影响，如敏感、自我中心、固执等个体易感素质者易发生此病。还与个体当时的健康状态及造成内心冲突的严重程度有关。如慢性躯体疾病、月经期、产褥期、过度疲劳等，在遭受强烈刺激时，较易发生本病。

应激相关障碍的发病机制至今仍未完全阐明。一般认为机体在上述病因造成的应激状态时通过中枢神经系统、神经生化系统、神经内分泌系统、免疫系统等相互作用，影响机体内环境平衡，引起各器官功能障碍、组织结构变化，从而导致各类应激相关障碍的发生，出现一系列生理、心理的改变。生理方面表现为心率增快、呼吸急促、血压增高、肌肉紧张、出汗、尿频，认知方面表现为记忆力下降、注意力不集中，情感方面表现为情绪不稳、焦虑不安、紧张恐惧，行为方面表现为兴奋激越或意志行为减退。

【知识链接】

中医学对应激相关障碍的认识

应激相关障碍属于中医学癫狂、郁证、失眠、心悸等范畴。本病的发生，与七情内伤，尤其是忧悲惊恐过极密切相关。本病病位主要在心肝两脏，病理以虚实并存为多见。

1.七情内伤，体内气机失调　如《素问·举痛论》曰："怒则气上，喜则气缓，悲则气消，恐则气下，寒则气收，炅则气泄，惊则气乱，劳则气耗，思则气结。"这些由于情感过极所引起无形气化的改变，会影响正常的精神活动。如"悲哀动中则伤魂""怵惕思虑则伤神""忧愁不解则伤意""喜乐无极则伤魄""盛怒不止则伤志"。因强烈的情志改变，导致阴阳失调，肝气郁结或肝阳偏亢，心神不宁，痰浊内蒙。

2.先天禀赋不足，脏气虚弱　平衡体内阴阳及调理气血功能无权，遇事则易引起惊惕不安，神不守舍而触发本病。

二、临床分型

应激相关障碍为急性或亚急性起病，且较快达到病情充分发展期。依据本病临床表现和病程长短，大致可分为以下三种类型：

（一）急性应激障碍（acute stress disorder）

急性应激障碍又称急性心因性反应，是在突然且异乎寻常的强烈应激性生活事件的作用下所引起的一过性精神障碍。本病发作急骤，历时较短，主要表现为意识障碍和精神运动性障碍。经及时治疗，预后良好，精神状态可完全恢复正常。

1.意识障碍　典型表现为最初出现"茫然"状态，意识范围局限，注意狭窄，定向障碍，感知觉迟钝，自发言语且凌乱无条理，难以进行言语交流。动作杂乱无目的性，偶有冲动行为。意识障碍表现为恍惚或朦胧状态，事后可遗忘。

2.精神运动性障碍

（1）精神运动性兴奋：表现有强烈恐惧体验的不协调性精神运动性兴奋，如激越、喊叫、过度乱动、无目的漫游、言语增多、言语内容与发病因素或个人经历有关。

（2）精神运动性抑制：较为少见，表现为对环境退缩、缄默少言或呆若木鸡、长时间呆坐或卧床、无情感流露、对疼痛刺激也少有反应甚至近亚木僵或木僵状态。

3. 自主神经系统症状　如心动过速、出汗、面赤、呼吸急促等。

4. 情绪障碍　部分患者可伴有严重的情绪障碍，如情绪低落、愤怒、沮丧、悔恨、易激惹、焦虑、抑郁等。

5. 急性应激性精神病　是指由强烈并持续一定时间的创伤性事件直接引起的精神病性障碍。以妄想、严重情感障碍为主，症状内容与应激源密切相关，较易被人理解。急性或亚急性起病，经适当治疗，预后良好。

【知识链接】

急性应激障碍的诊断标准

1. 症状标准：以异乎寻常的和严重的精神刺激为诱因，并至少有下列一项：

（1）有强烈恐惧体验的精神运动性兴奋，行为有一定盲目性。

（2）有情感迟钝的精神运动性抑制（如反应性木僵），可有轻度意识模糊。

2. 严重标准：社会功能严重受损。

3. 病程标准：在受刺激后立刻（1小时之内）发病，病程短暂。

4. 排除标准：排除癔症、器质性精神障碍（如躯体疾病所致精神障碍、中毒性精神障碍等）的意识障碍。

（二）创伤后应激障碍（post-traumatic stress disorder，PTSD）

创伤后应激障碍又称延迟性心因反应，是指遭受强烈的威胁性、灾难性心理创伤后延迟出现和长期持续的精神障碍，以反复重现创伤性体验、持续的警觉性增高、持续的回避为特征性临床表现。创伤后应激障碍发病的潜伏期从几周到数月不等。病程有波动，多数患者可恢复，少数患者表现为多年不愈的慢性病程，或转变为持久的人格改变。

1. 反复出现精神创伤体验　有创伤情景的大量闯入体验，表现为患者的思维与记忆中反复地、不由自主地涌现与创伤有关的情境或内容；也可出现严重的触景生情反应，如见到死者遗物、追悼会、周年祭等，引起强烈情感反应，反复出现创伤性梦境或噩梦。此表现是创伤后应激障碍最典型的症状。

2. 持续回避与创伤有关的事物　在创伤性事件发生后，患者对创伤相关的刺激存在持续的回避，尽量避免接触与创伤性情景有关的人和事。有些患者对创伤性经历有选择性遗忘，有些患者表现为完全想不起创伤经历，对创伤期间发生的人和事有视旧如新感。

3. 情感麻痹　患者整体上给人以木然、淡然的感觉。与人疏远，对周围环境刺激反应迟钝；兴趣减退，社会性退缩，对前途渺茫。少数患者产生消极念头，表现为自杀企图或过度饮酒或服用镇静药物等。

4. 警觉性增高　患者表现为难以入睡或易惊醒，注意力集中困难，持续性警觉与激惹性增强，易发脾气、易受惊吓，坐立不安。自主神经兴奋，产生明显的生理反应，如心跳加快、出冷汗、面色苍白等。

【知识链接】

创伤后应激障碍的诊断标准

1. 症状标准：

（1）遭受对每个人来说都是异乎寻常的创伤性事件或处境（如天灾人祸）。

（2）反复重现创伤性体验（病理性重现），至少有下列一项：①不由自主地回想受打击的经历；②反复出现有创伤性内容的噩梦；③反复发生错觉、幻觉；④反复发生触景生情的精神痛苦，如目睹死者遗物、旧地重游，或特定周年日等情况下会感到异常痛苦和产生明显的生理反应，如心悸、出汗、面色苍白等。

（3）持续的警觉性增高，至少有下列一项：①入睡困难或睡眠不深；②易激惹；③集中注意困难；④过分地担惊受怕。

（4）对与刺激相似或有关的情境的回避，至少有下列两项：①极力不想有关创伤性经历的人与事；②避免参加能引起痛苦回忆的活动，或避免到会引起痛苦回忆的地方；③不愿与人交往，对亲人变得冷淡；④兴趣爱好范围变窄，但对与创伤经历无关的某些活动仍有兴趣；⑤选择性遗忘；⑥对未来失去希望和信心。

2. 严重标准：社会功能受损。

3. 病程标准：精神障碍延迟发生（即在遭受创伤后数日至数月后，罕见延迟半年以上才发生），符合症状标准至少已3个月。

4. 排除标准：排除情感性精神障碍、其他应激障碍、神经症、躯体形式障碍等。

（三）适应性障碍（adjustment disorder）

适应性障碍是指具有一定的人格缺陷的个体对某一明显的生活变化或应激性生活事件所表现出来的不适反应，为短期主观的烦恼和情绪失调，常影响到社会功能，但不出现精神病性症状。任何年龄皆可发病，无性别差异。通常出现在应激性事件或生活改变后1个月内，应激源消除后，症状持续一般不超过6个月。本病的临床症状变化较大，主要表现为：

1. 情绪障碍 如烦躁、易激惹、焦虑不安、抑郁心境等。

2. 行为障碍 可表现为退缩、离群、不参加活动、不注意卫生等，部分患者可出现说谎、逃学、斗殴、盗窃、滥用药物、酗酒、破坏公物等品行障碍的表现，常见于青少年。

3. 躯体功能障碍 表现为疲乏、头痛、失眠、胃肠不适、食欲不振等。

【知识链接】

适应性障碍的诊断标准

1. 症状标准：

（1）有明显的生活事件为诱因，尤其是生活环境或社会地位的改变（如移民、出国、入伍、退休等）。

（2）有理由推断生活事件和人格基础对导致精神障碍均起着重要的作用。

（3）可以存在情感性精神障碍（不包括幻觉和妄想）、神经症、应激障碍、躯体形式障碍的任何症状，以及品行障碍的症状，但不符合上述障碍的诊断标准。

2.严重标准：社会功能受损。

3.病程标准：精神障碍开始于心理社会刺激（但不是灾难性的或异乎寻常的）发生后1个月内，持续病程至少已1个月。刺激或其后果消失后，症状持续一般不超过6个月。

4.排除标准：排除情感性精神障碍、神经症、严重应激障碍、躯体形式障碍，以及品行障碍。

三、治疗

治疗本病的关键是尽快帮助患者脱离创伤情景，同时辅以心理治疗及药物治疗，促使疾病康复，防止疾病复发。

（一）环境治疗

应尽可能帮助患者尽快脱离创伤情景，如在灾害发生后为灾民安排安全的住处，可最大限度地避免进一步的刺激和丧失。住院也具有环境治疗的作用。实践证明，患者更换一个新的环境，可以振奋精神，消除创伤性体验，加速症状缓解。环境治疗还包括对患者今后生活和工作的指导及帮助，可使患者生活规律，重拾工作兴趣，改善人际关系。

（二）心理治疗

应激相关障碍皆由明显而强烈的心理社会应激引起，因而心理治疗极为重要。不仅有助于减轻症状，提高疗效，而且还可巩固疗效，促进康复，防止复发。

1.支持性心理治疗　建立良好的护患关系，与患者分析发病经过，找到适合患者的处理方法。鼓励患者学会面对创伤，正确认识应激反应，并指导其放松训练以减轻症状。进一步调动患者的主观能动性，摆脱困境，树立战胜疾病的信心，促进康复。

2.认知治疗　人的需要与个性特点是形成精神应激的内部条件。因此，治疗时既要尽量消除应激事件的影响，也要注意改造对个性特征有重要影响的个人价值观及其认知方式。通过治疗使认知方式与价值观转变，继而引起情绪与行为反应转变。以转变价值观为主要目的的认知心理治疗，在缓解应激与防治相关疾病方面具有治本的效果。

3.行为治疗　对于焦虑症状严重的患者，可应用系统脱敏疗法，让患者在肌肉松弛的情况下，逐步想象或接触能引起恐怖反应的境遇，从而帮助患者摆脱痛苦，认识疾病，面对现实，配合治疗，提高适应能力。

（三）药物治疗

根据患者症状特点，选用的药物包括抗抑郁剂、抗焦虑剂、抗惊厥药、锂盐等。除非患者有过度兴奋或暴力行为，一般不主张使用抗精神病药物。苯二氮䓬类药物应慎用于并发惊恐障碍但没有精神活性物质依赖的患者。各类抗抑郁药除改善睡眠、抑郁焦虑症状外，还能减轻闯入和回避症状。5-羟色胺再摄取抑制剂有最高的临床证据水平，抗抑郁药疗效好，安全性高，不良反应轻，目前临床应用较广。三环类抗抑郁药和单胺氧化酶抑制剂疗效肯定，但不良反应较多，应谨慎使用。

护理案例

　　李某，女，35岁，已婚，工人。因言行紊乱3小时被送往医院急诊室。患者某晚上夜校下课回家，路上碰到两名陌生男子，将患者劫持到偏僻小巷，逼迫患者交出财物。患者当时惊恐万分，欲呼救，但小巷内空无一人。一男子用匕首抵住患者脖子，威胁患者交出财物。另一男子则抢夺患者背包。患者最终被抢走两千元现金和一部手机。患者深夜回到家中，表情迷茫，不语不动。家人安慰让其上床休息，却发现患者烦躁不安，双腿抽搐，惊恐万分，自言自语，不知所云。遂入院就诊。经检查未发现器质性疾病，给予镇静治疗并留院观察。第二天患者醒来后仍惊恐不安，满头大汗。经系统治疗3天后，患者言行基本恢复正常。但不敢独自上街，对发病当夜之事不能完全回忆。经过一段时间的心理治疗后，完全恢复正常。临床诊断：急性应激障碍。

　　请思考：

　　1.按顺序识别患者存在的精神症状。

　　2.如何对患者开展有效的护理工作？

第二节　　应激相关障碍患者的护理

一、护理评估

　　1.生理状况　评估患者的生命体征、营养、睡眠、饮食、排泄情况、生活自理能力及患者的生长发育史、家族史、既往史、用药情况、药物过敏史及躯体症状的表现等。

　　2.心理状况　评估患者的精神症状、情感状态、行为表现等。评估患者有无感觉的异常、思维的改变、注意力及记忆力的变化，有无幻觉；有无情绪不稳定、易激惹、焦虑、恐惧、抑郁等；有无懒散、被动，有无怪异行为；有无暴力行为、自伤行为；有无反复重现创伤体验等。

　　3.社会状况　对患者社会文化背景、经济状况、工作及学习环境、社会支持系统、人际交往能力等进行评估。评估患者有无生活压力事件及应对情况、患者家属对本疾病的认识情况及对患者所持的态度、患者与家属及朋友的人际关系、患者可利用的社会资源等。

二、护理诊断

　　1.潜在或现存的冲动、自杀、自伤行为　与惊恐、害怕、情绪不稳等有关。

　　2.营养失调（低于机体需要量）　与应激导致食欲不振等有关。

　　3.睡眠型态紊乱　与惊恐、害怕、焦虑、恐惧等有关。

　　4.感知改变　与应激刺激导致的错觉、幻觉有关。

　　5.焦虑　与应激反应有关。

　　6.抑郁　与应激反应有关。

　　7.个人应对无效　与应激源的强烈程度、持续时间及个体的应对能力有关。

　　8.自理能力下降　与应激事件导致行为紊乱或行为退缩有关。

三、护理措施

(一)安全护理

（1）做好安全管理，保证病房内设施安全，对各种危险物品（如刀剪、绳索、药物、玻璃等）需妥善保管，发现危险物品应及时处理，杜绝一切不安全因素。

（2）严密观察病情，注意有无自杀自伤、暴力行为的征兆出现。一旦出现，应立即采取相应措施，保证患者及周围人员安全。

（3）对意识障碍患者应加强观察和护理，适当限制其活动范围，防止走失、跌伤或受其他患者的伤害。

（4）提供安静舒适的环境，减少外界刺激。将患者置于易观察的房间，光线明亮，整洁舒适，空气流通。

(二)生活护理

1.协助料理个人生活　评估患者的自理能力，依情况提供相应的护理照顾，做好口腔护理、皮肤护理等，防止口腔溃疡、压疮等并发症发生。一旦患者病情缓解，则应鼓励其自行料理个人生活。

2.饮食护理　了解患者的饮食习惯，进而采取一定措施（如满足口味、集体进餐、少量多餐等），促进和提高患者食欲。对抑郁、退缩或木僵状态患者，必要时需专人耐心劝导并协助进餐，如仍无效可遵医嘱行鼻饲或静脉营养，以保证其生理需要。

3.睡眠护理　认真观察患者的睡眠情况（包括午睡）。一旦出现睡眠紊乱，应及时报告医生处理；为患者提供良好睡眠环境，如安静、空气流通、温湿度及光线适宜、避免噪音干扰等；必要时可运用行为治疗技术（如刺激控制疗法等），帮助患者重建规律、有质量的睡眠模式。

(三)症状护理

1.兴奋状态　遵医嘱给予抗精神病药物如氯丙嗪、奋乃静、舒必利等，同时配合语言安抚或者给予间断约束，预防患者冲动、伤人、毁物行为。

2.激越　对激越的患者，可遵医嘱给予镇静安眠药物如地西泮，帮助患者改善情绪。

3.严重抑郁　对抑郁患者，护理人员应多与其沟通，关心并照顾患者生活，鼓励并督促患者参加各种工娱活动以转移注意力，不使其终日沉浸在痛苦之中，使患者感到乐趣，树立信心和勇气。对患者的自杀、自伤行为应加以防范，严格进行危险物品的检查，注意细心观察病情，随时掌握病情变化。如已发现患者采取了自杀行为，护理人员应保持镇静并争分夺秒地进行抢救，尽量与其他患者进行隔离并注意保密，以免对其他患者造成不良影响。

(四)药物护理

遵医嘱给予相应治疗药物，如抗焦虑药、抗抑郁药、抗精神病药等，帮助患者了解和自行观察药物的作用和不良反应。

(五)心理护理

1.建立良好的护患关系　良好的护患关系是实施心理护理的基础。谈话时要态度和蔼，以真诚、友善的态度关怀、体谅、尊重患者，取得患者的合作；耐心倾听，不随意打断患者谈话，提问要扼要并着重当前问题。适时运用非言语沟通技巧如静静陪伴、鼓励的眼神，以传达护士的关心和帮助。

2.给予支持性心理护理 对急性期患者给予支持性心理护理。鼓励患者倾诉疾病发作时的感受和应对方法；强化疾病可以治愈的观念；鼓励患者用言语表达创伤经历，以达到让患者宣泄的目的；对患者的症状加以解释，帮助患者认识疾病的性质，以解除患者顾虑，树立战胜疾病的信心。

3.帮助患者纠正负性认知 帮助患者认识其个性中的不足，建立积极的、建设性的思维方式，从而减轻应激与焦虑水平。当患者情绪稳定时，采取认知治疗方法帮助患者分析其心理状态，纠正其负性认知并建立积极的应对策略。

4.帮助患者学习应对技能 教会患者管理焦虑的方法，以便更好地应对应激；帮助患者学会应激处理的各种积极、有效的行为技能，并在实际生活中运用；帮助患者改变个性中的不良因素；帮助患者寻求适当的支持系统或社会资源，指导患者重新调整和建立社会支持，以减轻应激反应，促进身心健康。

（六）健康教育

1.对患者 鼓励患者料理个人生活，做好自我管理。对康复期患者要进行心理与社会功能的康复训练，帮助患者认识和正确对待致病因素和疾病性质，克服个性缺陷，掌握疾病康复途径，以利于患者重返社会。

2.对家属 协助患者家属了解应激相关障碍的发病原因、发病特点，帮助家属理解患者的痛苦和困境，指导其协助患者合理安排工作、生活，并教会家属预防、干预患者自杀自伤等危险行为的方法。

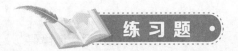

练 习 题

一、选择题

1.下列哪项不是急性应激障碍的临床特点？（　　　）

　　A.不同程度的意识障碍　　　　　B.强烈的情感体验

　　C.不协调性精神运动性兴奋　　　D.暗示性强

　　E.自主神经功能紊乱

2.创伤后应激障碍最主要的临床特点是（　　　）。

　　A.意识模糊、表情紧张、害怕恐惧　　B.情绪低落、抑郁、自杀行为

　　C.情绪兴奋、欣快、语言动作增多　　D.反复创伤性体验重现

　　E.错觉、幻觉

3.对于创伤后应激障碍，给予患者支持主要采用的原则与技术是（　　　）。

　　A.危机干预　　　　　　　　　B.行为疗法

　　C.支持性心理治疗　　　　　　D.精神分析疗法

　　E.家庭治疗

4.解决应激相关障碍患者出现的失眠、焦虑、心烦不安、紧张等问题，可应用（   ）。

A.抗精神病药   B.抗焦虑药   C.抗抑郁药

D.抗躁狂药   E.抗癫痫药

5.以下哪项不是适应性障碍的特征？（   ）

A.适应能力不良的个体易患   B.应激源常为日常生活中的应激性事件

C.不会影响社会功能   D.无性别差异，任何年龄皆可发病

E.常伴躯体功能障碍

6.关于创伤后应激障碍的描述，正确的是（   ）。

A.延迟出现和长期持续的精神障碍

B.固定一种形式的反复发生的闯入性创伤性体验重现

C.患者常常以模糊、极端痛苦的方式进行着这种"重复体验"

D.患者对与创伤有关的事物采取接受的态度

E.多数患者在创伤性事件后的数天至半年内发病，预后较差

7.患者，男性，33岁。一月前其妻子向法院提出离婚要求，并带女儿离家。经家人调解无效。该男子表现不与人交往，终日沉默，闭门不出，伴有食欲不振、睡眠差。精神检查时尚合作，但不愿交谈，未发现其他精神病症状。该男子最可能的临床诊断是（   ）。

A.急性应激反应   B.延迟性心因反应   C.适应性障碍

D.抑郁症   E.焦虑症

8.患者，男性，30岁，地震余生半年后。半年来焦虑万分，经常被噩梦如逃跑、追踪、地震复现所惊醒。有时表现发作性惊恐、心慌、胸闷、腿软、跌倒、精神崩溃感、大汗淋漓。最可能的诊断为（   ）。

A.急性应激障碍   B.创伤后应激障碍   C.适应性障碍

D.惊恐发作   E.焦虑症

9.某患者在重大创伤事件后出现各种症状，如重新体验创伤性事件、对创伤相关刺激持续回避等，称为（   ）。

A.创伤后应激障碍   B.应激反应   C.急性应激障碍

D.适应性障碍   E.品行障碍

10.患者，女性，25岁。既往无精神病史，听闻其母因急性心肌梗死去世后，患者遂不识家人，反复念叨："不可能，你们骗我。"此患者最可能的诊断是（   ）。

A.急性应激障碍   B.创伤后应激障碍   C.癔症

D.病理性激情发作   E.躁狂状态

二、思考题

1.试述应激相关障碍的临床类型及特点。

2.试述应激相关障碍的护理措施。

第十二章　精神活性物质所致精神障碍患者的护理

第一节　精神活性物质所致精神障碍

精神活性物质滥用是全球性的公害之一，很多国家从多个角度开展了对精神活性物质滥用问题的科学研究，以期解决这一世界性的难题。我国也不例外。目前，我国各省、自治区、直辖市不同程度地存在与毒品有关的违法犯罪活动，中国已由毒品过境受害国转变为毒品过境与消费并存的受害国。吸毒者的年龄日趋低龄化，吸毒品种多样化，与吸毒相伴随的社会危害也日趋严重。同时，随着人们生活水平的不断提高，吸烟、饮酒人群数量也在不断增加，由此造成的健康影响亦不容忽视。

一、基本概念

（一）精神活性物质（psychoactive substances）

精神活性物质又称为成瘾物质，是指能够影响人的情绪、行为及意识状态，并能致依赖作用的一类化学物质。常见的精神活性物质包括酒精、阿片类、抗焦虑药、镇静催眠剂、可卡因、大麻、致幻剂、烟草、挥发性溶剂等。人们使用这些物质的目的在于取得或保持某些特殊的心理、生理状态。

毒品是社会学概念，是指具有强烈成瘾性并且法律禁止使用的化学物质。我国的毒品主要包括阿片类、可卡因、大麻、苯丙胺类兴奋剂等药物。

（二）依赖（dependence）

依赖是一种强烈的渴求，并反复使用，以取得快感或避免不快为特点的一种精神和躯体性病理状态。药物依赖可分为精神依赖和躯体依赖。精神依赖又称心理依赖，是指患者对某种物质强烈的渴求，期盼服用后获得心理上特殊的快感。躯体依赖也称生理依赖，是指反复使用药物使中枢神经系统发生了某种生化或生理变化，以致需要药物持续存在于体内，以避免出现戒断综合征的症状。

（三）滥用（abuse）

滥用是指使用或不恰当地使用医学上不必要的药物，ICD-10称为有害使用。滥用强调的是不良后果，滥用者没有明显的耐受性增加或戒断症状，反之就是依赖状态。

（四）耐受性（tolerance）

耐受性是一种状态，指药物使用者必须增加使用剂量方能获得所需的效果，或使用原来的剂量则达不到使用者所追求的效果。

（五）戒断状态（withdrawal state）

戒断状态是指停止使用药物或减少使用剂量所出现的特殊心理生理症状群。其机理是由于长期用药后，突然停药引起的适应性反跳。不同药物所致的戒断症状因其药理特性不同而不同，一般表现为与所使用药物的药理作用相反的症状。如酒精戒断后出现的是兴奋、不眠，甚至癫痫样发作等症状群。

二、精神活性物质的分类

主要根据精神活性物质的药理特性，将之分为以下种类。

1. 中枢神经系统抑制剂（depressants）　能抑制中枢神经系统，如巴比妥类、苯二氮䓬类、酒精等。

2. 中枢神经系统兴奋剂（stimulants）　能兴奋中枢神经系统，如咖啡因、苯丙胺类药物、可卡因等。

3. 大麻（cannabis）　大麻是世界上最古老、最有名的致幻剂，适量吸入或食用可使人欣快，增加剂量可使人进入梦幻，陷入深沉而爽快的睡眠之中，主要成分为$\triangle^9$-四氢大麻酚。

4. 致幻剂（hallucinogen）　能改变意识状态或感知觉，如麦角酸二乙酰胺、仙人掌毒素、氯胺酮等。

5. 阿片类（opioids）　包括天然、人工合成或半合成的阿片类物质，如海洛因、吗啡、鸦片、美沙酮、二氢埃托啡、哌替啶（杜冷丁）、丁丙诺啡等。

6. 挥发性溶剂（solvents）　如丙酮、汽油、稀料、甲苯等。

7. 烟草（tobacco）

【知识链接】

大　麻

大麻属一年生草本植物。大麻中含有400种以上化合物，其中精神活性物质统称为大麻类物质，最主要成分是$\triangle^9$-四氢大麻酚。大麻滥用者常将大麻制品或大麻提取物以吸烟方式使用。

大麻的精神效应是一个复杂的问题，这是由于大麻吸食者往往伴有程度不同的心理问题。此外吸食时间长短、不同的吸食剂量、不同的精神状态、社会经历、所处社会环境及其本人的期望等因素都可能对不同的吸食者产生完全不同的主观感受或精神效应。大麻的药理作用开始阶段是一种极度的陶醉状态，表现为欣快、人格解体和视觉敏锐。随后而来使全身松弛，另外还有歪曲的时间与空间知觉等。

　　大麻中毒时有两个特征性生理征兆：脉搏加快和结膜变红。血压可能降低，尤其在站立时，也可能见到肌无力、震颤腱反射亢进等。

三、病因及发病机制

　　一般认为，引起药瘾的因素不是单一的，与药物的可获得性、遗传素质和人格的易感性及社会文化因素有关。

（一）社会因素

　　包括：容易获得；家庭因素，如家庭矛盾、单亲家庭、家庭成员之间交流差；同伴影响、同伴间压力等；文化背景、社会环境等因素。

（二）心理因素

　　包括：童年或青少年时的不愉快经历；生活或工作压力以及某些人格特征，如过度敏感、易于冲动、易生闷气、缺乏自信、自我为中心、反社会行为等。

（三）生物学因素

　　当前尚没有建立起任何一种单一的生物实验模式，足以解释所有各类药物能够产生耐药性与依赖这些复杂的现象。研究多集中在以下几个方面：受体、神经递质、神经内分泌、生化和酶学、遗传等。

第二节　酒精所致精神障碍及护理

护理案例

　　患者，男，43岁。饮酒史20年，近10年来平均每日喝1斤白酒，曾多次因酒精中毒导致意识障碍、酗酒闹事等送至医院急诊科治疗。3年前，患者查出脂肪肝，服用保肝药物，但仍未戒酒。2年前，患者经常出现双手震颤，且走路不稳，后记忆力减退，记不住自己家的门牌号，刚说过的话马上忘记，和家人谈起以前的事，总是弄错发生时间，家人予以纠正，患者坚持自己的观点，坚信是家人弄错了，并会怒斥家人，后开始诉说一些未发生过的事情，声称年轻时当过兵、打过仗、立过功，时而又说自己年轻时在少林寺当过小和尚。入院诊断：科萨科夫综合征。

　　请思考：

　　1. 按顺序识别患者存在的精神症状。

　　2. 如何对患者开展有效的护理工作？

　　随着我国经济的发展，由饮酒造成的各种危害、酒精依赖住院率也随之增长，与之相关的疾病也有明显的增加，应引起充分的重视。

一、饮酒与疾病

（一）躯体疾病

　　饮酒可对躯体造成多方面的损害，如消化系统，可引起肝脏损害、胃炎、消化道溃疡、食管癌、急慢性胰腺炎等。神经系统损害，如脑萎缩、末梢神经炎、癫痫、小脑变性、视神经萎缩、痴呆或肢体麻痹。心血管系统如心肌炎等。此外还可以导致贫血、心肌病、发作性低血糖、维生素缺乏症、结核等。

　　导致患者躯体损害的原因有：①酒精对组织，如大脑、肝脏的直接中毒影响。②长期进食不足，而导致蛋白质及维生素的缺乏。③饮酒者易遭受各种损伤。④患者对身体的忽视，使其往往易遭受感染。

（二）精神障碍

　　酒精中毒可引起各种精神障碍，如幻觉、妄想、抑郁、焦虑、人格改变等。另外，急性酒精中毒中的复杂性醉酒、病理性醉酒均可引起意识的混浊、精神运动性兴奋等。饮酒还可以造成记忆短时间缺失。

（三）社会问题

　　酒精依赖和酒精中毒为现代社会带来许多社会问题。

　　1.自杀率升高　　与同龄组的非酗酒人群相比，酗酒者的自杀率比较高。

　　2.家庭瓦解　　酗酒可导致婚姻与家庭的关系紧张，酗酒者的妻子变得忧郁、压抑及明显的社会孤独。在西方国家酗酒者的离婚率较高。

　　3.工作效率下降　　酗酒者不能应付复杂的工作，工作效率下降，收入降低。

　　4.儿童教养困难　　酗酒者常常给孩子树立了一个坏榜样，因此酒精中毒者的孩子极易产生神经质、品行障碍、学习困难。

　　5.犯罪率上升　　超量饮酒常常导致违法犯罪。主要是盗窃、诈骗和性犯罪，少数人可有严重暴力性伤害行为。

　　6.反社会性人格障碍　　酗酒者中反社会性人格障碍增加。反社会人格障碍的增加，必然导致社会的不安定。

（四）酒精对胎儿的影响

　　妊娠期无节制饮酒可造成胎儿酒精综合征，导致胎儿发育不良。这些胎儿表现为身躯矮小、出生时体重轻、智能差，病儿可有轻度颅面部畸形，如睑裂较小、人中较短、下颌后缩，出生后躯体生长发育不良，体弱多病。部分患者可伴有其他缺陷如心脏畸形、腭裂、脊柱裂等。

【知识链接】

酒精的药理作用及机制

　　人对酒精的反应个体差异很大，敏感性不一。一般来说，饮酒量或血液内酒精浓度的不同，其抑制程度及范围也不同。酒精首先抑制的是大脑皮质，使皮层下释放，出现松弛感，情绪释放；随着饮酒量增加，抑制也进一步加深，出现所谓醉酒状态，精神活动、语言及运动功能抑制加深，表现为对周围事物反应性降低，感觉迟钝，判断记忆受损，自控力下降，动作不稳、构音含糊等；其后大脑处于高度抑制状态，醉倒不起，呕吐、便溺全然不知。当血液浓度超过0.40%时，则可能出现昏迷、呼吸心跳抑制，死亡的可能性很大。

　　酒精对身体的作用可分为急性和慢性作用。急性作用主要表现为急性胃、食管出血等；慢性作用指长年累月大量饮酒，引起各脏器损害，表现在中枢及周围神经系统、肌肉、心脏、肝脏、胰腺、消化道等。

二、临床表现

（一）酒精依赖

　　酒精依赖是指长期强化嗜酒后产生连续而强制性觅酒且不能中止饮酒的心理与生理状态。一旦停止饮酒或戒断时，会产生精神和躯体综合征。

　　酒依赖有以下几个临床特点：

　　（1）对饮酒的渴求，无法控制。

　　（2）固定的饮酒模式，患者必须在固定的时间饮酒而不顾场合，以避免或缓解戒断症状。

　　（3）饮酒已成为一切活动的中心，以致明显影响工作、家庭生活及社会活动。

　　（4）耐受性逐渐增加，患者为取得饮酒初期达到的效果，或者防止生理性戒断症状的发生而需要不断增加饮酒量。

　　（5）戒断综合征反复出现，如果患者减少酒量或延长饮酒间隔，即引起体内酒精浓度下降而出现戒断综合征。

　　（6）酒依赖患者经过一段时间的戒断后，如重新饮酒会更为迅速地再现依赖综合征的全部症状。

（二）急性酒精中毒

1.普通醉酒　　也叫单纯性醉酒，多数人可以产生，属于对酒的正常反应。表现为早期欣快、话多、自制力减弱；后期兴奋明显，易激惹，好发泄，无事生非，不顾后果。随之出现运动失调、构音不清，进入麻醉状态，嗜睡、昏睡，事后多数能完全回忆，仅有极少数出现意识混浊，甚至昏迷而记忆缺损或完全遗忘。普通醉酒可以影响社会治安、造成交通事故等。

2.复杂性醉酒　　复杂性醉酒是指在大量饮酒过程中或饮酒后，急速出现的强烈精神运动性兴奋。通常认为是在脑器质性损害或严重脑功能障碍的基础上，由于对酒精的耐受性下降而出现的急性酒精中毒反应。复杂性醉酒时意识处于混浊状态和强烈的运动性兴奋之中，可以出现错觉、幻觉或片段的妄想，受妄想的支配会进行伤人等报复行为。患者对醉酒过程中发生的事大体能回忆，也有少数患者可完全遗忘。复杂性醉酒不像普通醉酒能"保持自我"，其人格丧失了基本状态，其行为可能与平时性格形成明显对立。

3.病理性醉酒　　病理性醉酒是酒精引起的特异质反应，有人把它比喻为"像青霉素过敏一样"，是指少量饮酒后突然发生醉酒，出现严重的意识障碍，定向力丧失。病理性醉酒一般持续时间短暂，大都进入酣睡，事后完全遗忘，主要表现为意识范围明显缩窄，往往伴有幻觉、妄想或精神运动性兴奋，杂乱无章，紧张恐惧，丧失了正常的人际交往能力和检验能力。

（三）慢性酒精中毒

1.**酒精性幻觉症**　是长期饮酒引起的幻觉状态，多数患者在酒依赖状态下，突然停饮或显著减少饮酒之后出现以幻觉为主要症状的精神障碍，通常在断酒48小时内发生。幻觉是在意识清晰状态下出现的，以幻听为主，多为言语性幻听，患者在幻觉基础上产生继发妄想。病程可为数小时、数天或数周，但不超过6个月。

2.**震颤谵妄**　是一种短暂的中毒性意识障碍状态，通常发生于长期饮酒突然停饮或减少饮酒量之后，表现为意识清晰度下降、定向力障碍。有内容丰富多样、鲜明生动的幻视，患者犹如身临其境，兴奋不安，伴有焦虑恐惧。在精神运动兴奋的同时，有四肢、躯干等粗大的震颤或抽搐，可伴有发热、心率增快、瞳孔散大、血压升高、面潮红、大汗淋漓等明显的自主神经系统症状。

3.**酒精性妄想症**　是长期饮酒引起的妄想状态，在意识清晰状态下，出现嫉妒妄想或被害妄想。患者坚信配偶对自己不忠，多见于男性。妄想早期患者可进行与妄想无关的正常的社会活动，有时对所怀疑的对象或自己的配偶进行攻击或暴力行为。疾病的晚期，随着脑器质性病变的加重，嫉妒妄想更加荒谬。本症起病缓慢，病程迁延，戒酒治疗后症状可完全消失。

4.**科萨科夫综合征**　缓慢起病，常在一次或多次震颤谵妄发作后发生。以严重的近记忆障碍、遗忘、错构、虚构、定向力障碍为基本症状，常伴有周围神经炎症状、肌肉萎缩或麻痹。

5.**酒精中毒性痴呆**　酒精对脑组织的损害是非常严重的，长期大量的饮酒会损伤大脑的功能，记忆力、智力及认知功能都受到损害，最后导致痴呆状态。

6.**人格改变**　酒精中毒后可发生人格改变，表现为性格发生明显改变，自私、自我为中心、不关心家人，对社会、对家人无责任感，暴躁、易怒、撒谎，甚至诈骗等。

三、治疗

（一）戒酒

酒精依赖者一般不愿意戒酒，他们多是在家属的劝诱和强迫下，或由于饮酒造成器官损害害怕致命而戒酒。戒酒非常困难，需要家庭、单位及医务人员的通力合作，用药物和心理治疗阻断再度饮酒，戒酒才有可能成功。

1.**药物戒酒**　药物戒酒也是行为治疗的方法之一，其原理是应用药物使患者对酒产生厌恶。

【知识链接】

常用戒酒药物

酒增敏药物：此类药物以戒酒硫为代表。

催吐药物：不宜或不能或无法使用酒增敏药物者，可使用催吐剂（如琥珀胆碱）以建立阳性条件反射。

减少饮酒量的药物：5-HT再摄取抑制剂西酞普兰、多巴胺受体激动剂溴隐亭、阿片受体拮抗剂纳曲酮等，均可减少饮酒量。

其他药物：卡马西平具有不产生依赖性的优点，它可以治疗戒酒患者的心血管症状、胃肠道症状、睡眠障碍、焦虑抑郁症状。

2.脱瘾　脱瘾治疗一般可用与乙醇具有交叉耐受性的中枢镇静剂进行替代疗法，然后缓慢逐渐减少替代药物的使用量。传统脱瘾方法是使用苯巴比妥，近年来更多使用地西泮。

（二）急性醉酒的治疗

急性醉酒一般不需要医治，但对于严重醉酒者必须密切观察，防止发生酒精中毒性昏迷。患者如兴奋躁动严重，可合用氯丙嗪、氟哌啶醇与地西泮使之镇静，减少呕吐，防止痉挛发作，使患者进入睡眠。当酒精抑制过深时，可使用中枢兴奋剂咖啡因、利他林等。如果出现严重呕吐、失水，或酒精中毒性低血糖，则给予静脉输液，补充葡萄糖、电解质、维生素等。酒精中毒性昏迷时，应保持呼吸道通畅，呼吸衰竭时给予中枢兴奋剂，周围循环衰竭时补液，使用升压药和肾上腺皮质激素。

（三）慢性酒精中毒的治疗

对于中毒性幻觉症及嫉妒妄想可用小剂量的抗精神病药氟哌啶醇、奋乃静、利培酮、喹硫平等。对抑郁状态可给予抗抑郁药。痉挛发作可给予地西泮，发作消失后不需继续给药预防。科萨科夫综合征患者可补充维生素B及其他多种维生素，防止其病情恶化。

（四）心理支持

给予安慰、保证、鼓励等支持性心理治疗。必须了解患者酒精成瘾的心理因素，因地制宜地采取措施，使其树立戒酒的信心和决心。在治疗时医生注意倾听患者的苦恼，并给予权威性暗示，说服患者努力完成戒酒。此外对患者的疑虑还要给予耐心解释，消除其不良情绪。

（五）戒酒后康复

1.戒酒组织　参加各种形式的戒酒活动，如以医生为主导的集体治疗，医生对患者进行有关的讲解，指导患者自由讨论，进一步促进其戒酒的动机及决心。其间可让社会上有戒酒经验者参加，把自己的亲身体会和经验教训传给患者，以增加支持、友好、激励的气氛，达到继续戒酒的目的。

2.戒酒会　如美国的酒精依赖者匿名协会、日本的戒酒会等自助组织。参加成员依次介绍自己饮酒的经历，从如何开始饮酒发展至酗酒，又如何得以恢复健康，现身说法帮助其他团体成员。新的成员在没有压力的情况下畅所欲言。

四、护理措施

（一）一般护理

（1）按内科疾病护理常规护理。

（2）给予高蛋白、高营养、富含维生素的饮食。

（3）注意休息，伴有严重躯体疾病者应严格卧床休息。

（4）切断酒的来源。

（二）常见的护理诊断及护理

1.心理依赖　主要表现为对酒的渴求，伴有不可遏制的搜寻酒的行为及经常需要饮酒的强迫性体验。对住院治疗的患者，应耐心解释，转移其注意力，降低其饮酒的欲望，最大限度地控制饮酒。

2.**躯体依赖** 是指长期反复饮酒而使中枢神经系统发生了某种生理变化，以致停止饮酒后使患者感到心中难受，出现坐立不安、肢体震颤、恶心、呕吐、出汗等戒断症状，恢复饮酒则这类症状迅速消失。出现戒断症状时，可给予心理疏导，告诉其戒酒过程中难以避免的躯体变化，以消除其紧张、恐惧及焦虑，必要时给予镇静剂以稳定情绪。

3.**震颤谵妄** 首先保护患者安全，由专人护理，环境安静，对其言语温和，避免受刺激。当患者意识障碍严重时，按昏迷护理常规进行护理，伴发热者给予物理降温或解热镇痛药物。对有恐惧、紧张症状患者，可给予小剂量氟哌啶醇肌肉注射，控制其兴奋症状。

（三）心理护理

帮助患者了解自己的行为，认识其行为可能导致的恶果和对个人、家庭及社会的危害。指导患者家属帮助患者进行有意义的社会活动，使其通过有意义的社会活动来恢复正常的社会交往，改善人际关系，培养兴趣，增强自信心。护士要用同情、理解、耐心、细致、热情的态度对待患者，尽量避免与其发生任何行为、情绪、言语冲突，消除或缓解患者的不良心理反应。

（四）躯体疾病的护理

（1）酒精依赖患者可出现肝脏损害，表现为肝功能异常、肝硬化和脂肪肝。对此类患者要注意饮食，给予高糖、高蛋白、高维生素、低脂、少渣饮食。肝硬化严重者，按肝硬化护理常规进行护理。若出现肝昏迷，则按昏迷常规进行护理。

（2）对患者戒断症状明显时出现的恶心、呕吐、出汗、心慌等症状，给予对症处理。

第三节　阿片类物质所致精神障碍及护理

阿片类物质（opiates）指以下几种：鸦片，从鸦片中提取的生物碱如吗啡，吗啡的衍生物如海洛因，具有吗啡样作用的化合物如哌替啶（杜冷丁）、美沙酮等。这些物质都具有与吗啡类似的药理作用，都能形成吗啡型药物依赖性。

【知识链接】

阿片类药物的药理作用

自1973年以来，学者们相继发现在脑内和脊髓内存在阿片受体。这些受体分布在痛觉传导区及与情绪和行为相关的区域。阿片受体已知有μ、δ、κ等多型，其中以μ受体与阿片类的镇痛与欣快作用关系最密切，在中枢神经系统分布也最广。

阿片类药物可通过不同的途径给药，如口服、注射或吸入等。阿片类药物口服时以非脂溶性形式存于胃内，胃内吸收延缓，大部分从肠道吸收。因为口服给药吸收不完全，所以给予口服阿片制剂的血药浓度一般只有同剂量注射给药的一半或更少。

阿片类药物在由肾脏排泄之前，大部分由肝脏代谢。大多数阿片类药物的代谢较为迅速，平均代谢时间是4~5小时，故依赖者必须定期给药，否则会发生戒断症状。

阿片类药物具有镇痛、镇静作用，能抑制呼吸、咳嗽中枢及胃肠蠕动，同时有兴奋呕吐中枢和缩瞳作用。阿片类药物能作用于中脑边缘系统，使人产生强烈的快感。

一、临床表现

（一）阿片类物质滥用初期心理体验

初用药可以不同程度地感受到恶心、呕吐、头晕、乏力、嗜睡、精力不济、定向障碍、反应迟钝及行为失控等。

（二）应用阿片类物质的心理效应

应用阿片类物质具有神奇的精神效应，其中的海洛因产生精神效应时间最快，作用最强，感觉最为强烈。

（三）戒断反应

在阿片类物质的戒断过程中，停用阿片类药物4～12小时开始出现哈欠、流泪、淌涕、鼻塞、出汗、心境焦虑、烦躁不安、周身不适、心慌、嗜睡且烦躁不眠症状；8～16小时可以出现各种躯体戒断症状，如寒战、周身起鸡皮疙瘩、恶冷、发热、喷嚏、恶心、呕吐、腹痛、腹泻、全身骨骼和肌肉酸痛、乏力、软弱、不眠、情绪恶劣、烦躁、易怒、易激惹，甚至出现情绪失控，如出现攻击行为及消极绝望。

（四）并发症

1.一般情况　营养状况极差，食欲丧失，唾液分泌减少，皮肤干燥，体重下降，多数依赖者出现便秘。

2.智能受损　主动性及创造力减低、记忆力下降、注意力不集中、易疲劳等。

3.情感障碍　患者情绪低落、疑病、情绪不稳、易激惹，服用依赖药物后情绪又高涨、活跃，两者交替出现。

4.感染性疾病　可并发肝炎、痢疾、破伤风、梅毒、皮肤脓肿、蜂窝织炎、败血症、血栓性静脉炎、细菌性心内膜炎、肺栓塞、艾滋病。

（五）阿片类药物过量与中毒

过量中毒者，多有意识不清，甚至深度昏迷。呼吸极慢，皮肤冰凉，体温下降，血压下降，瞳孔缩小。当缺氧严重时，瞳孔可扩大，对光反射消失，肌肉松弛，舌向后坠阻塞气道等。常因休克、肺炎、呼吸衰竭导致死亡。严重病例的特征性表现是昏迷、呼吸抑制、针尖样瞳孔三联征。

二、治疗

由于患者对成瘾物质渴求强烈，以致无法摆脱这种欲望。另外，戒断时出现的戒断症状令患者无法忍受。因此，戒药应该在住院条件下进行，病区管理应该是全封闭式的，住院期间应杜绝一切成瘾药物的来源，严格防止将所依赖的药物带进病房。这是保证治疗成功的关键。

（一）替代治疗

替代治疗的理论基础是利用与毒品有相似作用的药物来替代毒品，以减轻戒断症状的严重程度，使患者能较好地耐受。然后在一定的时间内将替代药物逐渐减量，最后停用。目前常用的替代药物有美沙酮和丁丙诺啡，使用剂量视患者的情况而定，然后根据患者的躯体反应逐渐减量，原则是只减不加、先快后慢、限时减完。

（二）拮抗剂疗法

理论上，通过阻滞阿片类的欣快作用，条件反射就会消退。拮抗剂本身无麻醉作用，也不会成瘾，其作用机制为阻断阿片类的欣快作用，可消除操作强化用药行为，并通过防止重新产生躯体依赖，使条件性戒断现象最终消失。此类药物主要为纳洛酮和纳曲酮，其中以纳曲酮较好，口服有效，作用时间较长，副作用少。

（三）支持疗法

支持疗法十分重要，可改善患者营养状况，减轻戒断症状及急慢性中毒症状。中医中药可扶正祛邪调整全身，针灸疗法经济简便。此外，胰岛素低血糖治疗可减少和减轻戒断症状。

（四）对症治疗

睡眠障碍者，可采用中成药及针灸、电针等改善睡眠。小剂量抗精神病药适用于戒断症状的幻觉、妄想、谵妄状态等，但在巴比妥类镇静安眠药戒断时应慎用，以免促使痉挛发作。对癫痫发作者给予抗癫痫治疗。

（五）社会心理治疗

社会支持及心理治疗主要包括生活技能训练、家庭治疗、认知行为治疗、行为疗法、自助组织、善后服务、集体心理治疗等。让患者真正了解自己，了解自己的问题所在，以激发患者的戒药愿望。鼓励和指导患者参加社会活动，建立和保持良好的人际关系，改变自己的不适应性行为习惯，形成健康的生活方式。通过家庭、社会的帮助和支持及自己的努力，使患者逐步适应社会，处于彻底脱毒状态。

三、护理措施

（一）一般护理

（1）按精神科护理常规进行护理。

（2）密切观察血压、脉搏、呼吸、意识、瞳孔变化，防止发生心血管意外和休克。

（3）加强营养，补充蛋白质、糖、维生素及水。

（二）常见的护理诊断及护理

1.药物依赖　加强心理护理，鼓励患者战胜不可遏制的觅药行为。注意消除患者的紧张、焦虑情绪，对出现的躯体症状要积极处理，详细记录，及时报告医生。

2.戒断综合征　表现为流泪、流涕、瞳孔扩大、体毛竖立、出汗、腹泻、血压轻度上升、脉搏加快、哈欠、发热、失眠等症状。对此类患者的护理要做到：保持室内环境安静，避免噪音太大，以免患者情绪激动、易激惹，说话态度要温和。

（三）心理护理

1.消除紧张、焦虑　患者多因出现戒断症状而表现紧张，护士要主动告诉患者在戒断中所出现的症状是一种病程经过，只要坚持住，就能渡过这一关，并说明医生会最大限度地帮助他减轻痛苦。对焦虑的患者，必要时引导其发泄情绪。合理安排生活，调动其积极性，转移其注意力。动员家属对患者进行安慰、鼓励，稳定其情绪。

2．支持性心理护理　患者因成瘾会体会到社会上的歧视、家人的唾弃、朋友的疏远，往往悲观消极，情绪低落。护士首先要给患者以尊重，这一做法有利于唤起患者的自尊，对战胜疾病具有重大意义；其次要给患者以安慰，要通过各种形式给予安慰，反复强调患者所患疾病的可逆性，在心理上给他们以鼓励和支持。

（四）躯体疾病的护理

1．营养不良的护理

（1）加强营养，给予富含维生素及矿物质的饮食。

（2）应注意观察体温、呼吸、脉搏、血压、神志等变化，并注意并发症的发生，如有异常及时报告医生。

（3）贫血严重者要注意观察有无出血及血红蛋白情况。

（4）合并感染者应用相应的抗生素。

（5）加强口腔护理，预防口腔炎，每日用温开水或温盐水清洗口腔，防止损伤口腔黏膜。

（6）保持皮肤清洁，经常洗澡、更衣，床铺保持平整、干燥，定时翻身，防止出现褥疮。

2．过量中毒的护理

（1）中毒患者应立即抢救。首先应排除毒物，对吸入中毒者，及时消除呼吸道分泌物，保持呼吸道通畅；对口服吸毒者应按常规洗胃、导泻；对静脉或肌注给药者应及时输液，稀释和排泄药物。

（2）严密观察急性中毒患者的病情变化，注意意识、呼吸、脉搏、心律、心率、瞳孔的变化。严密观察有无中毒性肺水肿、脑水肿、休克、呼吸衰竭、肾功能衰竭、心脏骤停等症状，若发现立即通知医生，并协助抢救。

（3）详细记录出入量，若出现少尿、无尿、尿闭、蛋白尿、管型尿及血尿则提示肾功能衰竭，应立即通知医生。

练习题

一、选择题

1．以下哪一项不是酒精依赖的特征？（　　　）

　A．强烈的饮酒欲望　　　　　　　B．耐受性增加

　C．难以控制自己的饮酒行为　　　D．无戒断症状

　E．明知饮酒会导致各种不良后果，仍坚持饮用

2．在终止饮酒两天后，患者出现激越症状，凭空听到其他患者称他是同性恋，而意识清晰，定向力完整。患者出现的症状为（　　　）。

　A．精神分裂症　　　　　B．震颤谵妄　　　　　C．酒精性幻觉症

　D．药物中毒　　　　　　E．焦虑障碍

3．导致药物滥用的社会因素不包括（　　　）。

　A．成瘾物质的可获得性　　　B．家庭因素

　C．同伴影响、同伴间压力　　　D．文化背景　　　　　E．个性特征

4. 关于阿片类物质依赖的替代治疗，常用的药物有（　　　）。

　　A. 可乐宁　　　　　　　　　　B. 中草药、针灸　　　　　　C. 美沙酮

　　D. 镇静催眠药　　　　　　　　E. 莨菪碱类药物

5. 属于阿片类的药物是（　　　）。

　　A. 地西泮　　　　　　　　　　B. 大麻　　　　　　　　　　C. 杜冷丁

　　D. 麦角酸二乙酰胺　　　　　　E. 尼古丁

6. 阿片类药物过量与中毒的反应不包括（　　　）。

　　A. 瞳孔散大　　　　　　　　　B. 昏迷　　　　　　　　　　C. 呼吸抑制

　　D. 血压下降　　　　　　　　　E. 针尖样瞳孔

7. 戒断症状是指（　　　）。

　　A. 停止使用药物后所出现的特殊心理生理症状群

　　B. 增加使用剂量后所出现的特殊心理生理症状群

　　C. 使用药物后所出现的特殊心理生理症状群

　　D. 换用其他药物后所出现的特殊心理生理症状群

　　E. 改变使用途径后所出现的特殊心理生理症状群

8. 一次少量饮酒后突然发生醉酒，出现严重意识障碍，属于（　　　）。

　　A. 单纯性醉酒　　　　　　　　B. 复杂性醉酒　　　　　　　C. 病理性醉酒

　　D. 慢性酒精中毒　　　　　　　E. 无症状

9. 大量饮酒后，急速出现的强烈精神运动性兴奋，醒后能部分回忆，属于（　　　）。

　　A. 单纯性醉酒　　　　　　　　B. 复杂性醉酒　　　　　　　C. 病理性醉酒

　　D. 慢性酒精中毒　　　　　　　E. 无症状

10. 目前较新的治疗阿片依赖的方法是应用拮抗剂，常用（　　　）。

　　A. 地西泮　　　　　　　　　　B. 氯丙嗪　　　　　　　　　C. 纳曲酮

　　D. 麦角酸二乙酰胺　　　　　　E. 尼古丁

二、思考题

1. 简述常见精神活性物质的种类。

2. 试述阿片类物质戒断反应的表现。

第十三章　心理因素相关生理障碍患者的护理

学习目标

1. 掌握心理因素相关生理障碍的常见类型及护理措施。
2. 熟悉心理因素相关生理障碍的病因。
3. 了解心理因素相关生理障碍的治疗原则。
4. 学会识别心理因素相关生理障碍的症状，对患者实施有效的护理。
5. 具有爱护患者的高级情感及与患者建立良好护患关系的意识。

心理因素相关生理障碍（physiological disorders related to psychological factors）是一组在病因方面以心理社会因素为主要原因、临床方面以生理障碍为主要表现形式的一类疾病的总称。心理因素相关生理障碍分类较多，表现复杂，对治疗、护理要求较高，需要掌握疾病的特点，有针对性地提供护理服务。本章着重介绍进食障碍和睡眠障碍。

第一节　进食障碍患者的护理

进食障碍（eating disorders）是指由心理社会因素导致的以进食行为异常和情绪障碍为特征的一组综合征，包括神经性厌食、神经性贪食和神经性呕吐等。

一、病因

病因并不明确，可能起因于心理、社会和生物学诸方面因素。

（一）生物学因素

研究表明，本病与遗传因素有关，患者体内某些神经递质尤其是去甲肾上腺素、5-羟色胺和某些神经肽代谢紊乱，神经内分泌功能失调常表现为女性患者月经紊乱和体温调节障碍。

（二）心理因素

发病前往往有某些生活事件发生，比如学习压力、失恋、环境改变等。这些状况往往会影响人的情绪，使患者感到恐慌或紧张；研究表明，一些患者存在某些人格弱点，如过分依赖、过分追求完美、逃避等；患者也常存在体像障碍及各种各样的家庭冲突和家庭功能失调等。

（三）社会文化因素

受现代社会"以瘦为美"的审美趋向影响，一旦这种审美意识转换为某些人刻意追求的目标时就容易出现此种问题。

二、临床分型

（一）神经性厌食（anorexia nervosa）

神经性厌食是指有意节制饮食，导致体重明显低于正常标准的一种进食障碍。1868年首次由英国医生William Gull正式命名。多发生于青年女性，主要表现为长期厌食，对食物不感兴趣，缺乏食欲，进食量少，尤其怕吃碳水化合物，经常回避或拒绝进食。患者体重明显低于正常标准15%以上，对自己体形不满意，对自身体像的感知歪曲，虽已严重消瘦，仍认为自己很胖。有时患者为了减轻体重，不惜采取过度运动、引吐、导泻等手段避免体重增加。此外，患者常伴有情绪不稳、易激惹、焦虑和抑郁症状，有些女性患者可出现停经、乳房发育迟缓等表现。

【知识链接】

神经性厌食的诊断标准

1. 体重指数（body mass index，BMI）小于或等于17.5，或体重保持在至少低于正常体重的15%以上的水平。

2. 体重减轻是自己有意造成的，通常采用一些手段如自我引吐、自行导泻、运动过度、服用食欲抑制剂或利尿剂等。

3. 有特异的精神病理形式的体像障碍，患者强加给自己一个较低的体重标准。

4. 内分泌障碍：女性多表现为闭经，男性多表现为性欲减退及阳痿。

5. 如果在青春期前发病，青春期发育会放慢甚至停滞。

（二）神经性贪食（bulimia nervosa）

神经性贪食是指具有反复发作的不可抗拒的进食欲望和暴食行为，进食后又因担心发胖而采取引吐、导泻等方法来减轻体重，使得体重变化并不明显的一种进食障碍。神经性贪食常常是神经性厌食的延续，有时又与神经性厌食交替出现。患者主要是女性，男性少见。

患者反复出现发作性大量进食，有难以控制的进食欲望，吃到难以忍受的腹胀为止。患者往往过分关注自己的体重和体形，存在怕胖的恐惧心理。在发作期间，为避免体重增加，常反复采用不恰当的代偿行为如自我诱发呕吐、滥用泻药、间歇进食、使用厌食剂等。这种暴食行为常常是偷偷进行的，有时可伴有其他偷窃和欺骗行为。

（三）神经性呕吐（psychogenic vomiting）

神经性呕吐又称为心因性呕吐，通常在不愉快的环境及心理紧张的情况下发生。表现为反复的不自主的呕吐发作，一般在进食完毕后，无明显恶心及其他不适，突然喷射性地呕吐，但不影响食欲，呕吐后即可进食。患者无减轻体重的主观愿望，因此有的患者甚至边吐边进食。由于能保持适当进食量，多数患者无体重下降及内分泌紊乱现象。易受暗示，自我为中心，易感情用事。解痉止吐药物无效。

三、治疗

进食障碍的治疗首先要纠正营养不良，同时或稍后开展心理治疗及辅助的药物治疗。治疗的关键是与患者建立良好的医患、护患关系，使其了解进食障碍的危害及康复的好处，克服内心抵触的阻力，取得患者合作，使其主动配合治疗。

（一）纠正营养不良

加强营养支持，给予高热量饮食。对于严重营养不良、拒食患者要给予鼻饲或静脉营养来纠正水、电解质紊乱。同时帮助患者恢复正常的饮食习惯，帮助患者自我监督并遵守治疗计划。

（二）心理治疗

通常采用认知治疗、行为治疗、家庭治疗等方法，改变患者对进食、体重和体像的错误感知，以纠正其错误的行为。认知治疗是通过改变患者错误的观点和认知，帮助患者树立正确的审美观。行为治疗是矫正患者不良进食行为，常采用系统脱敏法、标记奖励疗法等。家庭治疗主要是调整家庭成员的相互关系以解除其不良投射。

（三）药物治疗

药物治疗主要是针对某些患者存在的抑郁、焦虑情绪进行对症治疗。抗抑郁药物种类较多，常用的有5-羟色胺再摄取抑制剂及三环类抗抑郁药物。舒必利可减轻焦虑及刺激食欲，但可引起低血压等副作用。氟西汀对暴食伴有情绪障碍的患者效果较好。如因反复呕吐导致各种合并症如缺钾、无力、心律失常等，则应对症治疗。

四、护理诊断及护理措施

（一）一般护理

进食障碍患者应住院治疗。具体来说，可以制定合理的食谱，禁止其自发诱导呕吐及服用泻药，经常行各种化验检查，纠正脱水、电解质紊乱及酸碱平衡紊乱。

（二）常见的护理诊断及护理

1.有感染的危险

（1）确定潜在感染部位。

（2）监测患者受感染的症状和体征，每日测体温、脉搏、呼吸及尿液的颜色、性质。

（3）切断感染的途径：坚持洗手；鼻饲时注意无菌操作；定期开窗通风，保持空气新鲜；保持皮肤清洁、干燥，避免损伤；对易感人群实行保护性隔离；限制探视人数。

（4）改善患者的营养状况，提高抗感染能力。

2.脱水

（1）评估并记录生命体征，测体重。监测周围静脉充盈情况，判断有无血容量不足。

（2）补液，口服补液盐。如果心功能好，可加快静脉补液速度。

（3）对患者进行健康教育，向患者讲明拒绝饮食可使身体脱水，讲清根据液体缺失的情况应采取的补液方法及每日维持液体平衡的方法。

3.焦虑

（1）评估焦虑程度，帮助患者降低现存的焦虑水平。

（2）让患者感到安全和舒适：陪伴患者；尊重患者；不向患者提出要求或要求他做决定；可让患者来回踱步、谈话、哭泣，让其发泄自己内心的焦虑不安。对其表示理解和同情；谈话语速要慢，态度要和蔼。

（3）减少对感官的刺激：给其提供安静、无刺激性的环境，如室内光线要柔和、减少噪声等；提问患者要简明扼要，并给予简洁明确的指导；不让其与其他焦虑患者接触；如果患者因焦虑而出现过度换气，指导其进行深而慢的呼吸训练；指导患者进行放松训练。如果患者焦虑症状明显，应建议医生给予对症治疗的药物。

（4）鼓励患者回忆及描述焦虑感觉，了解患者日常所采用的心理应付方式。

4.营养失调（低于机体需要量）

（1）监测并记录患者的进食量及体重，评估并记录患者进食后情况如胃部不适、腹胀及肠鸣音等。

（2）帮助患者制订合理饮食计划，包括进食次数、进食量、进食环境、食物温度，鼓励患者家属从家中给患者带可口的食物。

（3）鼓励适当活动，以增加营养物质代谢，从而增加食欲。

（4）健康教育：为维持患者的机体需要，要保证每日有足够的热量；向患者介绍各种食物构成；向患者介绍各种营养素的分配比例。

（三）心理护理

1.预防厌食症发生　去除各种外界刺激，防止意外、挫折发生。解决患者父母之间的矛盾。合理安排患者的学习与生活，使脑力劳动与适当的体质锻炼、体力劳动相结合，适当安排娱乐活动与休息，防止过分劳累而引起的下丘脑功能的紊乱。进行正确的人体美教育。调整环境，保持美好、舒适、干净的氛围。

2.神经性厌食患者的心理护理　护士要使患者认识到美是具有多种多样的，现代美是从健康的角度出发的。教育患者掌握正确的科学的保持体形的方法。要科学合理地进食和进行合理的体育锻炼，饮食一定要富于营养，合理搭配；同时增加蛋白质的摄入，多进食蔬菜水果。另外，合理的体育锻炼是最有效的健康途径。

3.神经性贪食患者的心理护理　护士应配合医生完成对患者的心理治疗，其护理上应以加强进食自我控制为主，配合行为训练。对于患者在治疗过程中出现的引吐、贪食、自我导泻等不良行为可用厌恶治疗等强制行为，如给予电针刺激，使这种不良行为消除。如果患者未出现上述不良的行为方式，则可给予奖励，目的是使患者良好的进食行为固定下来。对患者还应进行健康教育，应使患者在认识上的缺陷得以矫正，使患者不良的情绪和异常的行为得以纠正。

4.神经性呕吐患者的心理护理　配合医生进行心理治疗，对患者出现呕吐行为应给予负性强化治疗，对其呕吐行为忽视，而对患者一天中未出现呕吐则给予奖赏，使患者不良的行为消退，良好的行为固定下来。对于具有神经质的个性者，应着重解决其个性缺乏，注意在治疗过程中疏泄焦虑情绪。

护理案例

　　某女，18岁，学生，一年来进食量剧增无法控制而来就诊。一年前某同学随便说了一句"看你那个胖样"，说者无意、听者有心，她对此话非常在意，从此开始节制饮食。当节食不能使体重迅速降低时，她开始在餐后用手指刺激咽喉以诱发呕吐。有时又抗拒不了每周3~4次的"暴食冲动"，有时一餐可食大量米饭、肉食、蔬菜，饭后又吃整盒饼干、冰激凌和其他糖果，一直要吃到肚子胀或呕吐为止。患者诉说自己有时突然很想吃，哪怕肚子胀得痛，嘴里还想吃，明知这样贪食不好，怕胖，想少吃一点儿，但无法自控。入院检查，未见任何躯体疾病。临床诊断：神经性贪食。

　　请思考：

　　1. 按顺序识别患者存在的精神症状。

　　2. 如何对患者开展有效的护理工作？

第二节　睡眠障碍患者的护理

　　睡眠障碍通常分为四类：失眠症、嗜睡症、睡眠—觉醒节律障碍、睡眠中异常活动和行为（睡行症、夜惊、梦魇）。在临床实践中，失眠可能是除疼痛之外最常见的临床症状，在女性和老年人中较为多见。

一、病因

　　目前的研究认为，其病因有以下几个方面：

（一）急性应激

　　常见如过度兴奋、焦虑、精神紧张、躯体不适，以及环境改变等均可引起睡眠障碍。

（二）药物因素

　　常见有咖啡因、可卡因、皮质激素、茶碱等。某些药物的副作用对睡眠有干扰作用，有镇静作用的药物可产生睡眠—觉醒节律障碍。

（三）其他精神疾病

　　精神疾病引起的失眠，如躁狂症患者因兴奋不安而少眠或不眠，抑郁症患者容易失眠。

二、临床分型

（一）失眠症（insomnia）

　　失眠症是持续相当长时间的对睡眠的质和量的不满意状况。其中，患者对失眠的焦虑、恐惧心理可形成恶性循环，导致失眠症状持续存在，造成心绪不良。失眠的表现形式包括难以入睡、睡眠不深、多梦、早醒、醒后不易再睡、醒后不适感、疲乏或白天困倦等，至少每周发生3次，并至少已持续1个月。患者对失眠感到焦虑和恐惧，严重时可影响工作效率及日常生活。

【知识链接】

非器质性失眠症的诊断标准及鉴别诊断

1. 主诉是入睡困难、难以维持睡眠或睡眠质量差。

2. 这种睡眠紊乱每周至少发生三次并持续一个月以上。

3. 日夜专注于失眠，过分担心失眠的后果。

4. 对睡眠量或质的不满意引起了明显苦恼或影响了社会及职业功能。

鉴别诊断：需排除其他躯体疾病，如周围神经炎、脊髓病、风湿性关节炎或恶性肿瘤；也要排除精神障碍症状导致的继发性失眠，如广泛性焦虑障碍常表现为入睡困难、抑郁症常表现为早醒。

（二）嗜睡症（hypersomnia）

嗜睡症是指白天睡眠过多，但睡眠过多并非睡眠不足所致，不是药物、脑器质性疾病或躯体疾病所致，也不是某种精神障碍如神经衰弱、抑郁症症状的一部分，常与心理因素有关。患者每天出现睡眠时间过多或睡眠发作持续1个月以上。过多的睡眠会引起自我显著的痛苦感及社交、职业或其他重要功能的损害。常有认知和记忆功能障碍，表现为记忆减退、思维能力下降、学习困难。这些问题常使患者情绪低落并造成严重的心理压力。

（三）睡眠—觉醒节律障碍（wake-sleep rhythm disorders）

睡眠—觉醒节律障碍是指睡眠—觉醒节律与常规不同而引起的睡眠紊乱，主要表现为在常人应入睡时不能入睡，在觉醒时反而嗜睡，常伴发忧虑并引起患者对睡眠质量的持续不满状况，从而妨碍社会功能。本病多见于成年人，儿童期或青少年期发病者少见。

（四）睡行症（sleep walking disorder）

睡行症过去习惯称为梦游症，是指一种在睡眠过程尚未清醒时起床在室内或户外行走，或做一些简单活动的睡眠和清醒的混合状态。男孩多见，可伴有夜惊症及遗尿症。临床表现为患者在入睡后不久，突然从床上起来四处走动，常双目向前凝视，可持续数分钟到数十分钟，然后自行上床，再度入睡。待次日醒来，对睡行经过完全遗忘。睡行多发生于入睡后不久，发作时脑电图可出现高波幅慢波。但在白天及夜间不发作时脑电图正常。多能自动回到床上继续睡觉。通常出现在睡眠的前1/3段的深睡期，目前病因不明。

（五）夜惊（sleep terror）

夜惊是一种常见于儿童的睡眠障碍，主要为反复出现从睡眠中突然醒来惊叫、哭喊。通常发生在睡眠前1/3阶段。发作时常伴有惊恐表情和动作、两眼直视、手足乱动、心率增快、呼吸急促、出汗、瞳孔扩大等自主神经功能亢进症状。发作时意识呈朦胧状态，不能被唤醒，醒后对梦境中内容不能回忆。

（六）梦魇（nightmares）

梦魇是指在睡眠中被噩梦突然惊醒，引起恐惧不安、心有余悸的睡眠行为障碍，多见于儿童。

梦境多是患儿处于危险境地，如被猛兽追赶、突然跌落悬崖等，使患者紧张、恐惧、害怕、呻吟、惊叫或动弹不得直至惊醒。患儿一旦醒来，对梦中的恐怖内容能清晰回忆，并仍处于惊恐之中。通常在夜间睡眠的后期发作，发作于快速眼球运动睡眠期。

三、治疗

治疗的关键是与患者建立良好的医患、护患关系，密切配合，消除病因，正确理解睡眠障碍，坚持执行治疗计划。

（一）病因治疗

对各种原因引起的睡眠障碍，首先要针对原发因素进行处理。

（二）药物治疗

用药原则是个体化治疗，不同症状使用不同药物，严格用药剂量和服药时间，产生耐药者要更换新药。苯二氮䓬类药物对症治疗可以短期应用，目前常用有三唑仑、舒乐安定、氯硝安定等，长期服用易成瘾，利少弊多。白天嗜睡者可采用小剂量中枢兴奋剂，如哌甲酯等。睡行症发作频繁者可选用苯二氮䓬类药物如地西泮、阿普唑仑、氯硝西泮等睡前口服，以减少发作；也可用阿米替林、丙咪嗪或氯米帕明等，睡前口服。

（三）生物反馈及放松治疗

生物反馈及各种放松疗法对消除焦虑有帮助，可以促进睡眠，建立有规律的生活作息制度，培养适合患者的体育锻炼习惯和入睡习惯。帮助患者了解睡眠生理。

（四）调整及改善环境

培养良好的生活习惯，避免噪声，卧室中应空气清新，温、湿度适宜，睡前不宜过饱，饮水不要太多。睡前应创造一种肌肉松弛、情绪轻松的状态。睡眠时最好侧卧，尽量少翻身，睡不着时应闭目养神。

四、护理措施

（一）一般护理

1.创造良好睡眠条件　消除环境中的不良刺激，使患者有一个安静的睡眠环境。保持空气清新，温度适宜，要及时处置吵闹的患者。护士夜间交接班、处置、说话动作要轻。晚间不要让患者看带有刺激性的电视节目或书籍，避免无休止的聊天，防止不良刺激。

2.严格遵守作息制度　安排好有规律的作息时间、生活制度，患者应按时作息，减少白天睡眠时间，以保证夜间有充足的睡眠时间，以免引起睡眠规律的紊乱。

3.加强巡视　对有异常睡眠的患者，要做好睡眠环境的安全防范措施，日间避免过度兴奋和劳累，夜间加强巡视。仔细观察，掌握患者睡眠规律，及时发现睡眠障碍的患者。佯装入睡者，有时虽然双目紧闭，但眉梢紧锁，眼球震颤，注意不能被假象所蒙骗，及时处理假装入睡的患者。

4.适当活动　组织患者参加力所能及的劳动及工娱治疗，进行适合患者的体育锻炼。指导嗜睡症患者不要从事危险工作，避免发生意外。

5.正确使用安眠药物　对严重睡眠障碍的患者，可遵医嘱给予镇静催眠药。在患者用药前要了解患者的用药史及用药效果，了解有无禁忌药物，不可使患者长期服用一种药物，以免形成药物依赖。用药后要密切观察用药后反应并予以详细记录。

（二）心理护理

1.睡前心理指导　耐心倾听和理解患者的痛苦。运用支持性心理护理、认知疗法、暗示疗法等，解除患者的心理负担；教会患者应对失眠的各种常用方法，如听音乐、腹式呼吸、肌肉放松疗法等。对于梦魇的患者，发病时应及时给予安慰，以缓解患者的焦虑和恐惧。

2.睡眠卫生指导　要帮助患者纠正不良的睡眠习惯，如白天打盹儿、午睡时间过长、睡眠不规律、睡前过度兴奋，这些不良的睡眠习惯改善后睡眠障碍会有所好转。

3.睡眠时间限制　失眠症治疗的基本原则是减少无效睡眠时间，提高睡眠效率，其做法是：①确定一周来平均睡眠时间，提高睡眠效率；②确定晚上上床时间；③根据睡眠效率改善情况逐步增加卧床时间。

（三）健康教育

帮助患者和家属理解建立良好作息规律的重要性，合理地安排工作、学习和休息，学习帮助睡眠和预防失眠的技巧，正确理解镇静催眠药的作用，避免形成躯体和心理依赖。

练习题

一、选择题

1.患者李某，近一年来出现不可抗拒的摄食欲望，每次摄入大量食物，担心发胖又会反复诱吐。此可诊断为（　　）。

　　A.神经性呕吐　　　　　　　B.神经性贪食　　　　　　　C.神经性厌食

　　D.正常进食　　　　　　　　E.食欲减退

2.患者王某，因担心发胖而故意节食，以致体重显著下降、消瘦。此可诊断为（　　）。

　　A.神经性呕吐　　　　　　　B.神经性贪食　　　　　　　C.神经性厌食

　　D.正常进食　　　　　　　　E.食欲减退

3.患者在不愉快的环境及心理紧张的情况下发生，常反复出现不自主的呕吐发作，一般在进食完毕后突然发作，但不影响食欲，呕吐后即可进食。这属于（　　）。

　　A.神经性呕吐　　　　　　　B.神经性贪食　　　　　　　C.神经性厌食

　　D.正常进食　　　　　　　　E.暴饮暴食

4.进食障碍的治疗首先要纠正（　　）。

　　A.营养不良　　　　　　　　B.认知治疗　　　　　　　　C.药物干预

　　D.行为治疗　　　　　　　　E.家庭治疗

5.下列哪类药物不易引起睡眠障碍？（　　）

　　A.咖啡因　　　　　　　　　B.可卡因　　　　　　　　　C.茶碱

　　D.维生素C　　　　　　　　E.皮质激素

6. 持续相当长时间的对睡眠的质和量的不满意状况，属于（　　　）。

    A. 睡行症   B. 夜惊   C. 睡眠—觉醒障碍

    D. 嗜睡   E. 失眠

7. 白天睡眠过多，晚上照睡不误，属于（　　　）。

    A. 睡行症   B. 夜惊   C. 睡眠—觉醒障碍

    D. 嗜睡   E. 失眠

8. 患者在睡眠过程尚未清醒时起床在室内或户外行走，或做一些简单活动的睡眠和清醒的混合状态，属于（　　　）。

    A. 睡行症   B. 夜惊   C. 睡眠—觉醒障碍

    D. 嗜睡   E. 失眠

9. 在睡眠中被噩梦突然惊醒，引起恐惧不安、心有余悸的睡眠行为障碍，属于（　　　）。

    A. 梦游   B. 夜惊   C. 梦魇

    D. 嗜睡   E. 失眠

10. 诊断失眠一般至少每周发生3次，并至少已持续几个月？（　　　）

    A. 2个月   B. 1个月   C. 3个月

    D. 4个月   E. 6个月

二、思考题

1. 简述神经性厌食的临床表现。

2. 试述失眠症的临床表现及护理措施。

第十四章 人格障碍与性心理障碍患者的护理

1. 掌握人格障碍与性心理障碍的主要表现形式及护理措施。
2. 熟悉人格障碍与性心理障碍的病因。
3. 了解人格障碍与性心理障碍的治疗原则。
4. 学会识别人格障碍与性心理障碍的症状，对患者实施有效的护理。
5. 具有爱护患者的高级情感及与患者建立良好护患关系的意识。

第一节 人格障碍患者的护理

人格障碍（personality disorder）是指人格特征明显偏离正常且根深蒂固的行为方式，具有适应不良的性质，其人格在内容上、质上或整个人格方面异常，由于这个原因，患者遭受痛苦或使他人遭受痛苦，或给个人或社会带来不良影响。人格的异常妨碍了他们的情感和意志活动，破坏了其行为的目的性和统一性，给人以与众不同的特异感觉，在待人接物方面表现尤为突出。人格障碍通常开始于童年或青少年，少数患者成年后可能在程度上有所改善，多数患者一直持续到成年甚至终生。

值得注意的是，人格障碍和人格改变不能混为一谈。如果人格偏离正常系由躯体疾病（如脑病、脑外伤、慢性酒精或其他药物成瘾或依赖）所致，或继发于各种精神障碍应称为人格改变。

一、病因及发病机制

人格障碍的病因迄今仍不明确，一般认为是在素质基础上受环境因素影响的结果。

（一）生物学因素

1. 遗传因素 遗传因素与人格的发展和形成密切相关。家系调查资料提示先证者亲属中人格障碍的发生率与血缘关系呈正比，血缘关系越近，发生率越高。双生子与寄养子调查结果都支持遗传因素起一定作用的观点。

2. 神经生化因素 边缘系统的γ-氨基丁酸能、谷氨酸能、胆碱能环路的过度反应可能介导情绪的不稳定。这种反应过度，导致对环境情绪刺激反应和敏感性增加，情绪不稳定型人格障碍可能与之相关。杏仁核过度反应、前额叶抑制降低、前额叶控制的5-羟色胺释放减少可能与反社会型人格障碍的冲动攻击性阈值较低相关。前额叶皮质的多巴胺能和去甲肾上腺能活性降低，可能与分裂样人格障碍患者的认知缺陷有关。

3.病理生理因素　脑电图研究表明，人格障碍患者的双亲中，脑电图异常率较高。50%人格障碍患者的脑电图发现有慢波出现，与儿童脑电图相似。故有学者认为人格障碍是大脑发育成熟延迟的表现，大脑皮质成熟延迟在一定程度上说明其冲动控制和社会意识成熟延迟。感染、中毒、孕期及婴幼儿的营养不良，特别是缺乏充分蛋白质、脂类和维生素的供应，出生时或婴幼儿时的脑损伤和传染病、病毒感染等可能是大脑发育不成熟的原因。

（二）心理因素

童年时期生活经历对个体人格的形成具有重要作用。重大精神创伤或刺激，如父母离异、家庭关系紧张、家庭教育方式不当等对儿童人格的发育有着不利的影响，并可最终导致人格障碍。

（三）社会因素

在人格障碍的形成上占有极为重要的地位。儿童的大脑发育未成熟，有较大可塑性，强烈的精神刺激会给儿童的个性发育带来严重影响，不合理教养可导致人格的病态发展，缺乏家庭正确教养或父母的爱是发生人格障碍的重要原因。健康的社会是避免发生精神破裂的屏障，恶劣的社会风气和不合理的社会体制可影响儿童的心身健康，导致人格障碍。

二、临床分型

根据ICD-10分类，常见人格障碍的主要有以下几种：

（一）偏执型人格障碍

偏执型人格障碍以猜疑和偏执为特点。始于成年早期，男性多于女性。表现为：①对周围的人或事物敏感、多疑、不信任，把别人的好意当恶意；②无端怀疑别人要欺骗、利用或伤害自己，或有针对自己的阴谋，而过分警惕与抱有敌意；③遇挫折或失败时，则推诿客观，埋怨、怪罪他人，夸大对方缺点或失误，强调自己有理，易与他人发生争辩、对抗；④易有病理性嫉妒观念，怀疑恋人有新欢或伴侣不忠；⑤易记恨，对自认为受到轻视、侮辱、不公平待遇等耿耿于怀，而有强烈的敌意，甚至有回击、报复之心；⑥易感委屈；⑦评价自己过高，自命不凡，总感到自己怀才不遇、不被重视、受压制、被迫害，甚至上告、上访，不达目的不肯罢休，对他人的过错不能宽容，固执地追求不合理的权力或利益；⑧忽视或不相信与自己想法不符的客观证据，因而很难用道理或事实来改变患者的想法。

（二）分裂型人格障碍

分裂型人格障碍以观念、行为、外貌装饰奇特、情感冷漠、人际关系明显缺陷为特点。男性患者略多于女性。主要表现：①面部表情呆板，对人冷漠，对批评和表扬无动于衷，缺乏情感体验，甚至不通人情；②常不修边幅，服饰奇特，行为古怪，不能顺应世俗，目的不明确或行为不合事宜；③性格明显内向或孤独、被动、退缩，与家庭和社会疏远，独来独往，除生活或工作中必须接触的人外，基本不与他人主动交往，缺少知心朋友；④言语结构松散、离题，用词不妥，模棱两可，繁简失当，但非智能障碍，系由文化程度所致；⑤爱幻想，别出心裁，脱离现实，有奇异信念（如相信心灵感应、特异功能、第六感觉等）；⑥可有猜疑、牵连、偏执观念及奇异感知体验，如一过性错觉或幻觉等。

（三）反社会型人格障碍

反社会型人格障碍以行为不符合社会规范、经常违法乱纪、对人冷酷无情为特点。男性多于女性。主要表现为价值观念取向与常人不同，缺乏法纪观念，如：①经常旷课、旷工，不能维持持久工作或学习；②对家庭亲属缺乏爱和责任心，不抚养子女或不赡养父母，待人冷酷无情；③经常撒谎、欺骗，以获私利或取乐；④缺乏自我控制，易激惹、冲动，并有攻击行为，如斗殴；⑤无道德观念，对善恶、是非缺乏正确判断，不吸取教训，无内疚感；⑥极端自私，以自我为中心，往往是损人利己或损人不利己，以恶作剧为乐，无羞耻感，故使其家属、亲友、同事、邻居感到痛苦或憎恨。

患者往往在少儿期就出现品行问题，如：①经常说谎、逃学、吸烟、酗酒、外宿不归、欺侮弱小；②经常斗殴、赌博、偷窃、故意破坏他人或公共财物，无视家教、校规、社会道德礼仪，甚至出现性犯罪行为，或曾被学校除名或被公安机关管教等。

以上各种特征中应当强调的是综合症状，即由总体人格构成而不是由某一单独行为决定。

（四）情绪不稳型人格障碍

ICD-10将冲动型和边缘型人格障碍合并称为情绪不稳型人格障碍。此类人格障碍有一个突出的倾向，即行为不计后果，伴有情感不稳定。事先进行计划的能力很差，强烈的愤怒爆发常导致暴力行为发生。当冲动行为被人评判或阻止时，极易诱发上述表现。

1.冲动型人格障碍　以情感爆发、伴有明显行为冲动为特征。男性患者明显多于女性。常表现：①情绪不稳，易激惹，易与他人发生冲突，可因点滴小事爆发强烈的愤怒情绪和攻击行为，难以自控，事前难以预测，发作后对自己的行为虽懊悔，但不能防止再发；②情感爆发时，对他人可能做出攻击行为，也可能自杀、自伤；③在日常生活和工作中同样表现出冲动性、缺乏目的性，缺乏计划和安排，做事虎头蛇尾、很难坚持，需长时间才能完成某一件事。

2.边缘型人格障碍　除了一些情绪不稳的特征之外，患者自己的自我形象、目的及内心的偏好（包括性偏好）常常是模糊不清的或扭曲的，缺乏持久的自我同一性。他们通常有持续的空虚感。人际关系时好时坏，与人关系要么极好，要么极坏，几乎没有持久的朋友。这种强烈及不稳定的人际关系，可能会导致连续的情感危机，并可能伴有一连串的自杀威胁或自伤行为。除以上特征外，患者有时会有短暂的应激性的精神病性症状。这种精神病性症状的发作和精神分裂症不同，一般比较轻微，历时短暂，容易被忽略。对这些短暂的精神病症状的识别不足，往往易将边缘型人格障碍误诊为精神分裂症、心境障碍或神经症。

（五）表演型人格障碍

表演型人格障碍既往称癔症性人格障碍，以过分感情用事或夸张言行以吸引他人注意为特点。表现为：①爱表现自己，行为夸张、做作，犹如演戏，经常需要别人注意，为此常哗众取宠、危言耸听，或在外貌和行为方面表现过分；②情感体验较肤浅，情感反应强烈易变，常感情用事，按自己的喜好判断事物好坏；③常渴望表扬和同情，经不起批评，爱撒娇，任性、急躁，胸襟较狭隘；④爱幻想，不切合实际，夸大其词，可掺杂幻想情节，缺乏具体真实细节，难以核实或令人相信；⑤以自我为中心，主观性强，强求别人符合其需要或意愿，不如意时表现强烈不满，甚至立即使对方难堪；⑥暗示性强，意志较薄弱，容易受他人影响或诱惑；⑦喜欢寻求刺激而过分地参加各种社交活动，甚至于卖弄风情，喜爱挑逗，给人以轻浮的感觉。

（六）强迫型人格障碍

强迫型人格障碍以过分的谨小慎微、严格要求与完美主义，及内心的不安全感为特征。男性患者是女性的2倍。常表现为：①对任何事物都要求过严，循规蹈矩，按部就班，否则感到焦虑不安，并影响其工作效率；②常有不安全感，往往穷思竭虑或反复考虑，对计划实施反复检查、核对，唯恐有疏忽或差错；③拘泥细节，甚至对生活小节也要程序化，若不按照要求做就感到不安，甚至重做；④主观、固执，要求别人也要按照他的方式办事，否则即感不愉快，往往对他人做事不放心；⑤遇到需要解决问题时常犹豫不决，推迟或避免做出决定；⑥过分沉溺于职责义务与道德规范，责任感过强，过分投入工作，业余爱好较少，缺少社交友谊往来，工作后常缺乏愉快和满足的内心体验，相反常有悔恨和内疚；⑦常过分节俭，甚至吝啬。

（七）依赖型人格障碍

依赖型人格障碍以过分依赖、害怕被抛弃和决定能力低下为特征。表现为：①请求或同意他人为自己生活中大多数重要事情做决定；②将自己的需求附属于所依赖的人，过分顺从他人的意志；③不愿意对所依赖的人提出即使是合理的要求，处处委曲求全；④由于过分害怕不能照顾自己，在独处时总感到不舒服或无助；⑤沉陷于被关系亲密的人所抛弃的恐惧之中；⑥没有别人过分的建议和保证时，做出日常决定的能力很有限。常感到自己无助、无能和缺乏精力。

（八）焦虑型人格障碍

焦虑型人格障碍特征是一贯感到紧张、提心吊胆、不安全和自卑，总是需要被人喜欢和接纳；在社交场合总过分担心被人指责或拒绝；除非肯定受人欢迎，否则不肯与他人打交道；对拒绝和批评过分敏感；因习惯性地夸大日常处境中的潜在危险，所以有回避某些活动的倾向。

三、诊断要点

人格障碍主要依据病史进行诊断，应尽可能从多方面采集病史资料。其诊断要点如下：

（1）人格障碍起始于儿童、青少年时期或成年早期，并一直持续至成年或终身。无明确起病时间，不具备疾病发生发展的一般过程。

（2）不是由广泛性大脑损伤或病变及其他精神障碍所直接引起，一般无明显的神经系统形态学病理变化。

（3）人格显著、持久地偏离所在社会文化环境应有的范围，从而形成与众不同的行为模式。

（4）主要表现为情感和行为异常，个性上有情绪不稳、自制力差、与人合作能力和自我超越能力差等特征，但其意识状态、智力均无明显缺陷。一般无幻觉、妄想，可与精神病性障碍相鉴别。

（5）对自身人格缺陷常无自知力，难以从失败中吸取教训，屡犯同样错误，因而在人际交往、职业和感情生活中常常受挫。

（6）能应付日常工作和生活，能理解自己行为的后果，也能在一定程度上理解社会对其行为的评价，主观感到痛苦。

（7）各种治疗手段效果欠佳，医疗措施难以奏效，再教育效果亦有限。

四、治疗

人格障碍的治疗较为困难，但有关的治疗手段对行为矫正仍可发挥一定作用。

1.药物治疗　无特效药物能治疗人格障碍，药物治疗只能对症治疗，改善症状，但不能解决根本问题。治疗主要针对冲动、攻击行为、情绪不稳等极端行为。对冲动型人格障碍出现攻击行为者给予少量碳酸锂，亦可酌情试用其他心境稳定剂；反社会型人格障碍出现兴奋躁动时，可少量应用抗精神病药；对具有焦虑表现者可酌情使用抗焦虑药物等。药物治疗一般不主张长期和常规使用。

2.心理治疗　心理治疗对人格障碍很有帮助，通过深入接触，同人格障碍者建立良好关系，帮助其认识自己的个性缺陷，进而使其明白个性是可以改变的，鼓励他们重建健全的行为模式。可采用分析性治疗、认知治疗、行为治疗、家庭治疗等不同的心理治疗方法，治疗形式上也可以实施个别治疗或小组治疗。通过治疗，帮助患者建立良好的行为模式，纠正既往习得的不良习惯。

3.教育和训练　人格障碍特别是反社会型人格障碍者往往有危害社会的行为，收容于工读学校或其他机构对其行为矫正有一定帮助。有些人格障碍随年龄的增长可逐步缓和。如反社会型人格障碍在中年以后尽管仍存在人际关系冲突，但攻击行为大大减少，通过积极引导可进一步转化。

总体而言，人格障碍治疗效果有限，因此在年幼时培养健全的人格至关重要。

五、护理诊断及护理措施

（一）主要护理诊断

1.有暴力行为的危险　与缺乏自我控制、情绪不稳易激惹、冲动有关。

2.偏执观念　与无道德观念、对善恶和是非缺乏正确判断有关。

3.个人调适不良　与缺乏信任感、操纵行为有关。

4.自我概念紊乱　与自卑、不安全感、社交改变有关。

5.社交障碍　与社会行为和社会价值不被接受，与无责任、爱心及冲动行为有关。

（二）护理措施

1.安全护理　提供安全、安静的环境，避免各种激惹因素，稳定患者的情绪，有药物滥用者应观察其行为反应和戒断症状，并提供急性解毒药，保证患者的用药安全。按规定定时巡视病房，及时发现病情变化，并做好护理记录。同时，护士也应注意自己的安全，做好自我保护。

2.生活护理　根据患者的病情确定护理等级、饮食种类，合理地安排患者的生活起居。同时应向患者详细介绍病室情况及各种规章制度。加强患者的生活管理，按时让患者休息、服药，熟记患者的面貌，督促患者参加集体活动，培养患者养成良好的卫生习惯。

3.心理护理

（1）主动接触患者，体现对患者的尊重和关怀，了解其心声，理解其感受，满足其合理需求，以取得信赖。

（2）在良好护患关系基础上，适时地以诚恳的态度明确地告知患者，不能接纳其反社会行为，与患者讨论、分析不良行为对人对己的危害性，并鼓励其改进。

（3）要求患者尊重他人的人格和人权，不能只考虑满足个人需要，学会凡事要为别人着想，逐步做到能根据实际情况适当延迟满足个人的欲望。

（4）创造条件让其表现个人的合理行为。当理想的行为出现时，及时给予鼓励和肯定，逐步学会适当的人际交往和培养正向情感。

（5）帮助患者建立正确的价值观和人生观，树立信心，努力纠正自身的个性缺陷。帮助患者练习和增进社交技巧，如会谈技巧、交友技巧等，增进人际关系。

4.特殊护理

（1）与患者商讨制定行为限制的条例，告知违规的后果，增强其自控能力，防止发生冲动行为。

（2）鼓励患者用语言表达愤怒和敌意，指导患者用社会所能接受的方式表达内心感受。

（3）当患者出现暴力行为先兆时，应有相当数量的工作人员出现在患者周围，展示力量以暗示患者要克制自己的行为。

（4）当患者出现冲动行为时，要及时用简明的言语、坚定的语调劝说患者，可采取保护性隔离，必要时加以约束；按医嘱给予镇静药物；向患者讲解目前所做处理的必要性；对于暴力行为，工作人员必须采取坚决和一致的态度，以及相应护理措施。

5.康复治疗和护理　提供适宜的环境，制定特定的规则和限制，定期召开会议，开展集体治疗，使患者学习按规范进行日常生活、人际交往、参加工作、劳动等，以利于建立起新的行为模式。

（三）健康指导

1.生活指导　一般来说，与人格障碍形成密切相关的品行障碍，在童年或少年阶段即可出现，并贯穿整个生命过程。因此，预防尤为重要。应重视儿童早期教育，家庭、幼儿园、学校要对孩子的不良行为及时纠正；社会应大力开展心理健康知识的宣传，实现家庭和睦，使孩子在民主、和谐的家庭气氛中健康成长；学校教育要提倡团结友爱、互相帮助；社会要创造一个良好的人际关系和生活氛围，从而有利于人格的健康成长和不良行为的纠正。

2.疾病知识指导　人格障碍的特点决定了患者行为方式的改变非常缓慢。治疗及护理的目标应注重长期目标。短期目标必须与现实情况相符合。若治疗期间未达到目标，应将情况介绍给家属和社会相关机构，使治疗能继续下去。

护理案例

王先生，母亲为精神分裂症患者。自幼得不到母爱，由祖母抚养。8岁上小学，学习成绩一般，21岁到工厂上班。从小性格内向，不愿与人交往，倔强、固执、争强好胜，易发火。他26岁结婚，爱人为小学教师，性格开朗、好交朋友，工作责任心强，关心爱护学生。婚后二人感情尚好，妻子由于工作等原因提出两年后再要孩子，王先生表示同意，但内心有些想法。工作责任心强的妻子，常提前上班或晚下班，他对此产生怀疑，认为妻子作风不好，与单位领导有不正当关系。为此，经常争吵、毁物，跟踪妻子，见妻子与异性打招呼、交谈，就认为"她与外人有不正当关系"，在妻子回家后，即行讯问，若回答含糊，则大吵大闹，甚至做出冲动行为。事后他也后悔，知道对妻子的怀疑毫无根据，应当相信爱人。遇事不顺则大发脾气，无法控制。临床诊断：偏执型人格障碍。

请思考：

1. 按顺序识别患者存在的精神症状。

2. 如何对患者开展有效的护理工作？

第二节　性心理障碍患者的护理

护理案例

张某，男，20岁，某校学生，来自山区农村，性格内向，不善与女生交往。在天黑前或晨起锻炼时，张某多次在较偏僻的校园林荫小道上对正在读书或路过的女生露出生殖器，见女生受到惊吓而自感快乐。某日课间操，他一人爬上教学楼顶见仅有一名女生便掏出生殖器，该女生惊呼。张某被校方抓获，经司法精神病学鉴定诊断为性心理障碍（露阴症）。

请思考：

1. 按顺序识别患者存在的精神症状。

2. 如何对患者开展有效的护理工作？

性心理障碍（psychosexual disorder）又称性变态（sexual deviation），泛指以两性性行为的心理和行为明显偏离正常，并以这类性偏离作为性兴奋、性满足的主要或唯一方式为主要特征的一组精神障碍。其特征是：有变换自身性别的强烈欲望（性身份障碍）；采用与常人不同的异常性行为满足性欲（性偏好障碍）；不引起一般人们性兴奋的人物或情景，对患者有强烈的性兴奋作用（性指向障碍）。除此之外，与之无关的精神活动均无明显障碍。不包括单纯性欲减退、性欲亢进及性生理功能障碍。

一、病因及发病机制

性心理障碍表现形式多种多样，关于其形成原因目前并无一致的看法。

（一）生物学因素

在关于同性恋研究中发现有少数患者内分泌异常或性染色体畸变。有学者认为人体最初胚胎发育具有双性的基础，同性恋的生物学基础可能与这些原始双性结构的残余及异性性激素的残余有关。

（二）心理因素

心理因素可能在性心理障碍的病因学中占主导地位，弗洛伊德认为性变态与其性心理发展过程中遇到挫折走向歧途有关。父母对子女的性教育失当与社会不良影响也具有重要意义。出于自身的喜好和期待，有些父母有意无意地引导孩子向异性发展，如将男孩打扮成女孩或将女孩打扮成男孩。自幼生长于异性的包围圈中容易导致儿童心理朝异性化方向发展。

（三）社会因素

性心理障碍的产生与文化背景有一定的关系。如有的社会认为同性恋伤风败俗，有的社会对同性恋行为相对宽容。有人认为不正确的性生物学知识教育，不同价值体系社会的性伦理、性道德和性社会学知识的不当教育，会促使各类性心理障碍的发生。

二、临床分型

（一）性身份障碍

性身份障碍主要指易性症，患者对自身性别的认定与解剖生理上的性别特征呈持续性厌恶的态度，并有改变本身性别的解剖生理特征以达到转换性别的强烈愿望（如使用手术或异性激素），其性爱倾向为纯粹同性恋。

易性症患者少见，其发病率约为0.01‰。其中又以男性多见，男女之比约为3∶1。易性症患者往往为自己的性别而深感痛苦，为自己不是异性感到遗憾。病情严重者渴望自己是异性或坚持自己是异性。男性患者期望自己长成女人，明确表示阴茎和睾丸令人厌恶或即将消失。男性患者约有1/3结婚，即使结婚，离婚比例亦较高。而女性患者明确表明厌恶女装并坚持穿男装，否定自己的女性解剖结构，有的表示即将长出阴茎，不愿意乳房发育或月经来潮，有的偷偷地甚至公开地上男厕所并取立位排尿。

（二）性偏好障碍

1.恋物症　在受到强烈性欲和性兴奋的联想驱使下，反复收集异性使用的某种物品。几乎仅见于男性。所恋物品均系异性身体接触的东西，如胸罩、内裤、鞋袜、月经带、饰物等。通过抚摸、闻嗅这类物品，并伴有手淫获得性满足，所恋物品成了性刺激的重要来源或获得性满足的基本条件（对刺激生殖器官的性器具的爱好不属恋物症）。一般来说，他们对未曾使用过的物品兴趣不大，往往喜欢用过的甚至是很脏的东西，且一般并不试图接近物品的主人，对异性本身并无特殊的兴趣，一般不会出现攻击行为。CCMD-3规定这些表现至少已持续6个月才下诊断。

2.异装症　是恋物症的一种特殊形式，表现对异性衣着特别喜爱，反复出现穿戴异性服饰的强烈欲望并付诸行动，由此可引起性兴奋。当这种行为受抑制时可引起明显的不安情绪。几乎仅见于男性，患者并不要求改变自身性别的解剖生理特征。这种表现至少已持续6个月。

3.露阴症　反复多次在陌生异性面前暴露自己的生殖器，伴有性唤起或手淫，以达到性兴奋的目的，但没有性侵犯行为施加于对方。这种表现至少已存在6个月。几乎仅见于男性，多发生在青春期。

4.窥阴症　反复窥视异性裸体或亲昵行为或他人的性活动，以满足引起性兴奋的强烈欲望，可当场手淫或事后回忆窥视景象并手淫，以获得性满足。没有暴露自己的愿望，也没有与受窥视者发生性交的愿望。除窥视行为本身，一般不会有进一步的攻击和伤害行为。几乎仅见于男性。观看色情影片、录像、画册等获得性的满足，不属于本诊断。

5.摩擦症 男性患者在拥挤场合或乘对方不备之际，伺机以身体某一部分（常通过反复地靠拢异性，紧密接触和摩擦自己的阴茎）接触和摩擦女性身体的某一部分，以达到性兴奋的目的。没有暴露自己生殖器的愿望，也没有与摩擦对象性交的要求。这种行为至少已存在6个月。

6.性施虐与性受虐症 以向性爱对象施加虐待或接受对方虐待的一种性活动的异常偏好，作为性兴奋的主要手段。其手段为鞭打、绳勒、撕割对方躯体等，甚至可造成伤残或死亡。提供这种行为者为性施虐症，以接受虐待行为来达到性兴奋者为性受虐症。CCMD-3规定这种行为至少已持续6个月才下诊断。

7.混合型性偏好障碍 最常见的组合是恋物症、易装症及施虐—受虐症。应根据对性偏爱的不同类型，以及对个人的重要性依次列出各种并列的亚型。

（三）性指向障碍

性指向障碍系指起源于各种性发育和性定向的障碍。从性爱本身来说不一定异常，但某些人的性发育和性定向可伴发心理障碍，例如个人不希望如此或犹豫不决，为此感到焦虑、抑郁及内心痛苦，有的试图寻求治疗加以改变。这是CCMD-3纳入同性恋和双性恋的主要原因。

1.同性恋 系指正常生活条件下，从少年时期就开始对同性成员持续表现性爱倾向，包括思想、感情及性爱行为。对异性虽可有正常的性行为，但性爱倾向明显减弱或缺乏，因此难以建立和维持与异性成员的家庭关系。男性同性恋者偏重于追求性乐趣，女性同性恋者偏重于追求情感。有同性恋行为的两个人，可能只有一个是真正的同性恋者，另一个为异性恋者。如果双方都是同性恋者，那么在性行为中，会轮流更换主动位置，而在心理上他们都会认定自己处于主动地位。同性恋的被动一方有矫治成功的可能性，而主动的一方矫治成功的可能性很小。

2.双性恋 系指正常生活条件下，从少年时期就开始对同性和异性两种成员均持续表现性爱的迷恋倾向，包括思想、感情及性爱行为，因此难以建立和维持和谐的家庭关系。

三、治疗

（一）性心理教育

1.儿童期性别角色教育 性别角色的健康指导，应从四个方面着手：给予正确的角色期盼和性别角色装扮，使子女能根据自己的服式、颜色等装扮来识别性角色；要予以正确的性别角色行为引导，根据儿童性别特点开展有益于性别形成的游戏活动，从小形成与性别角色相适应的男子汉与姑娘行为；给予相应性别角色的知识教育（性知识、性道德）和心理诱导；家长要认真扮好自身的性别角色，给子女做好榜样。

2.性知识教育 青少年时期性知识教育是至关重要的课题。青少年甚至大学生的性知识目前主要来源于科普书刊和文艺宣传，极少得到父母及社会的关注和指导。针对不同年龄段青少年，应进行有关性生理、性心理、性解剖、恋爱婚姻等方面的知识教育。

3.性道德教育 性道德是指规定每个人性行为的道德规范。性道德标准应具备自愿的原则、无伤原则、爱的原则。具备性道德观念，可以正确控制生理本能表现出的性要求，可以使自己的恋爱及以后的家庭组成沿着健康、美好的方向发展。

（二）性心理咨询与治疗

1.评估　首先应排除器质性原因。医生应克服同患者谈性问题时的羞怯，语言应接近患者，恰如其分，避免用生僻的专业术语或较庸俗的语言，应详细了解患者的一般情况、个人史及性问题的过去史（早期性体验、性知识学习史、过去与现在的性行为及夫妻关系）。

2.治疗要点

（1）行为治疗的方法以指导和练习为主，治疗时常需要将伴侣请来，单独或成双进行治疗。对心理动力学因素上较清楚的性心理障碍行为，建议进行围绕着冲突和改变结构的心理治疗。

（2）对伴有攻击行为或伴有较强的自我伤害的性心理障碍者，可进行激素治疗（所谓的一时性药物阉割）。对青少年或年轻人的性心理障碍行为不适于激素治疗。

（3）易性症患者一般期望接受激素治疗，或用手术改变性别，其他的治疗建议多被强烈地拒绝。用性激素进行治疗（一般男患者用雌二醇，女患者用睾丸酮），可使患者感到卸掉了负担。手术改变性别如今已有肯定的评价。一些人手术后有令人满意的发展过程，另一些人术后效果不理想或带来不幸的后果。

（4）同性恋，心理治疗不是针对同性恋本身，而是对冲突的、自我不和谐的性体验。同性恋者的亲属常常寻求转为正常化的可能性，对此可提供一些科普的性教育资料，以减轻负担，达到理解。

四、护理

性心理障碍者以变态性行为获得快感，这些行为有悖于道德和法律观念。因此，多具有隐匿性。即使本人感觉到是一种病态，也不积极求医。有的导致犯罪，受到法律的制裁。有的被配偶或亲人发现后，强迫去就医，因这种行为被揭露，常表现为抑郁、焦虑、自责心境等。护理要点主要有：

1.安全护理　性变态患者多自卑及唯唯诺诺，不敢主动与护士接触。在与患者的接触过程中，护士既要大方，又要严格要求，要求患者在住院期间克制自己的病态行为，不能侵犯周围患者，遵守法律及道德规范。

2.生活护理　合理地安排患者饮食及睡眠，在治疗期间应适当安排患者参加工娱治疗，注意观察患者病情变化，一旦发现患者出现性变态行为应立即报告医生给予及时处理。

3.心理护理　对于性变态行为，只要患者愿意治疗，护士首先要向患者宣传法制观念，要让患者明白，性变态行为破坏社会风俗道德，而且触犯法律；其次要告诉患者想取得治疗的成功，还必须有毅力，对治疗是否有决心和信心是治疗成败的关键。另外，还要引导性变态者向正常性行为的方向发展，如对于同性恋者要设法解决或消除对异性恋的障碍，使其性对象从同性身上转向异性，使对异性发生性兴趣，逐渐亲近，直至结婚。帮助患者分析造成自己性变态的根源，向患者宣讲社会伦理道德规范，并加以正确引导及解释。

4.特殊护理　针对护理对象的抑郁、焦虑、自责心境等，做出恰当的护理诊断，制定可行的护理计划（短期目标和长期目标）、护理措施，并及时评价结果，从中找出新的问题等。这一护理过程是一个动态的长期过程。

5.健康教育　性心理障碍者不能长久住院，因此护士要向其家属及亲人宣教有关护理（心理护理、行为护理）知识，以巩固疗效。

练习题

一、选择题

1.下列有关分裂型人格障碍的说法，正确的是（　　　）。

A.以自我为中心，强求别人满足其需要或意愿

B.易激惹、冲动，并有攻击行为

C.比较关注别人对他的看法，敏感多疑

D.性格明显内向，淡漠，不爱社交，多离群独处，懒散

E.常合并智能障碍

2.以行为不符合社会规范、经常违法乱纪、对人冷酷无情为特点，属于何种类型人格障碍？（　　　）

A.偏执型人格障碍　　　　　　　B.分裂型人格障碍

C.反社会型人格障碍　　　　　　D.冲动型人格障碍

E.表演型人格障碍

3.关于人格障碍的共同特征，下列说法正确的是（　　　）。

A.有自知力　　　　　　　　　　B.能主动求医

C.多起始于儿童　　　　　　　　D.伴智能障碍

E.伴意识障碍

4.以过分感情用事或夸张言行以吸引他人注意为特点，属于何种类型人格障碍？（　　　）

A.偏执型人格障碍　　　　　　　B.分裂型人格障碍

C.反社会型人格障碍　　　　　　D.冲动型人格障碍

E.表演型人格障碍

5.以过分谨小慎微、严格要求与完美主义及内心不安全感为特征，属于何种类型人格障碍？（　　　）

A.强迫型人格障碍　　　　　　　B.分裂型人格障碍

C.反社会型人格障碍　　　　　　D.冲动型人格障碍

E.表演型人格障碍

6.下列有关冲动型人格障碍的描述，不正确的是（　　　）。

A.情绪不稳，易与他人发生争执和冲突，冲动后对自己的行为毫无悔意

B.做事往往事先没有计划或不能预见可能发生什么事情

C.情感爆发时，对他人可能有暴力攻击行为，也可能自杀、自伤

D.能坚持较长时间完成某件事情

E.男性患者明显多于女性

7. 恋物症的特点不包括（　　）。

  A. 在强烈性欲驱使下反复收集异性所使用的物品

  B. 所恋物品均为直接与异性身体接触的东西

  C. 对异性本身并无特殊的兴趣

  D. 所恋物品成为性兴奋的重要来源

  E. 常伴有攻击行为

8. 下列属于性身份障碍的是（　　）。

  A. 恋物癖　　　　　　　B. 易性症　　　　　　　C. 异装症

  D. 露阴癖　　　　　　　E. 同性恋

9. 人格障碍的诊断标准不包括（　　）。

  A. 始于童年或青少年　　　　B. 一直持续至成年或终身

  C. 主要表现为情感和行为异常　　D. 对自身人格缺陷常有自知力

  E. 自感痛苦或社会适应不良

10. 患者，男性，28岁。自小固执，学习不好就找老师的原因，不爱和别人交往，总爱猜疑别人，认为自己是最好的，对侮辱和伤害总是耿耿于怀。最可能的诊断是（　　）。

  A. 偏执型人格障碍　　　　B. 边缘型人格障碍

  C. 强迫型人格障碍　　　　D. 依赖型人格障碍

  E. 回避型人格障碍

二、思考题

1. 简述人格障碍的类型及特点。

2. 简述性心理障碍有哪些类型。

第十五章 儿童少年期精神障碍患者的护理

学习目标

1.掌握儿童少年期精神障碍的常见类型、护理要点。

2.熟悉儿童少年期精神障碍的临床表现。

3.了解儿童少年期精神障碍的病因及治疗。

4.能应用护理程序为儿童孤独症、注意缺陷与多动障碍患者提供个体化的护理。

5.具有对患者及家属健康宣教的能力。

随着社会不断进步，医学全面发展和工作、学习竞争的日趋激烈，儿童与少年的心理障碍问题逐渐得到家长、学校、医疗机构及社会的重视。儿童少年期的心理健康对于人的一生是至关重要的，提高对儿童与少年期精神障碍的认识，并做到早期发现、及时治疗和护理具有十分重要的意义。

第一节 精神发育迟滞患者的护理

一、概述

精神发育迟滞（mental retardation）是指个体在发育阶段（通常指18岁以前），因先天或后天的各种不利因素导致精神发育停滞或受阻，造成智力低下和社会适应不良。

（一）病因

1.遗传因素 包括染色体异常（如唐氏综合征、性染色体畸变等）、基因异常（如苯丙酮尿症、半乳糖血症等）和先天性颅脑畸形（如家族性小脑畸形、先天性脑积水等）。

2.围生期有害因素 母孕期感染、药物、毒物、放射线和电磁波，妊娠期疾病和并发症如糖尿病、严重贫血、肾脏病、先兆流产、妊娠高血压等，分娩期并发症如前置胎盘、胎盘早剥、胎儿宫内窘迫等，母亲妊娠年龄偏大、营养不良、抽烟、饮酒、遭受强烈或长期心理应激等，新生儿疾病如未成熟儿、低出生体重儿、新生儿肝炎、新生儿败血症等。

3.出生后不良因素 脑炎、脑膜炎等中枢神经系统感染，颅内出血，颅脑外伤，脑缺氧，甲状腺功能低下，重度营养不良等；听觉或视觉障碍；贫困、与社会隔离等。

（二）临床表现

主要表现为不同程度的智力低下和社会适应困难。世界卫生组织根据智商（intelligence quotient，IQ）范围，将精神发育迟滞分为以下四个等级：

1. 轻度 智商在50～69，成年以后心理年龄可达到9～12岁儿童的心理年龄，约占精神发育迟滞总病例的85%。患者在幼儿期即可表现出智能发育较同龄儿童迟缓，如语言发育延迟，词汇不丰富、理解能力和分析能力差、抽象思维不发达。就读小学以后学习困难，学习成绩经常不及格或者留级，最终勉强完成小学的学业。患者社会交往能力不足，虽然能进行日常的简单语言交流，但对语言的理解和使用能力差。患者能完成简单的日常生活料理。成年患者通过职业训练后能从事简单非技术性工作，有谋生和家务劳动能力。

2. 中度 智商在35～49，成年以后可达到6～9岁的心理年龄，约占精神发育迟滞总病例的10%。患者从幼年开始智力和运动发育都明显比正常儿童迟缓，语言发育差，表现为发音含糊不清，虽然能掌握日常生活用语，但词汇贫乏，不能完整表达意思。计算能力仅达到个位数加减法的水平，不能适应普通小学的就读。经过长期训练，在帮助下能自理吃饭、穿衣、排泄和个人卫生等简单生活，做简单劳动，但质量差、效率低。

3. 重度 智商在20～34，成年以后可达到3～6岁的心理年龄，约占精神发育迟滞总病例的3%～4%。患者在出生后即可出现明显的发育延迟，几乎不能理解书面语言或涉及数字、数量、时间和金钱的概念，缺乏到学校学习的能力。经过训练最终能学会单词和短语，理解简单的语言和手势交流。日常生活的吃饭、穿衣、排泄和个人卫生等每个方面都需照料和协助，无社会行为的能力和劳动能力，极少数患者可能出现自伤行为。

4. 极重度 智商在20以下，成年以后可达到3岁以下的心理年龄，约占精神发育迟滞总病例的1%～2%。完全没有语言能力，通过非语言的方式，如哭闹、尖叫等原始性情绪，表达自己的需求和情感。日常生活各个方面都不能自理，不会躲避危险。常合并严重脑部损害或伴有躯体畸形，极少数可能出现自伤行为。

（三）预防与治疗

精神发育迟滞一旦发生就会难以逆转，因此重在预防。一般措施有产前遗传性疾病监测和遗传咨询、围生期保健和积极治疗围生期并发症、产前先天性疾病的诊断、新生儿遗传代谢性疾病筛查、高危儿童的健康筛查、预防和尽早治疗中枢神经系统疾病。此外，加强全社会的健康教育和科普宣传，提倡非近亲结婚、科学健康的生活方式等。

精神发育迟滞的治疗原则是以教育和康复训练为主，辅以心理治疗，仅少数需要药物对伴随的精神症状进行对症治疗。

二、精神发育迟滞患者的护理

（一）护理评估

1. 健康史 询问患儿既往的健康状况，是否较常人容易罹患某些躯体疾病。

2. 生理功能 与同龄孩子比较，各项躯体发育指标如身高、体重是否达标，有无躯体畸形，有无饮食障碍，有无营养失调及睡眠障碍等。

3. 心理功能 有无感觉过敏和减退、错觉、幻觉及感知综合障碍。有无思维障碍。有无焦虑、抑郁、恐惧、情绪不稳、易激惹、情感淡漠和迟钝等异常情绪。有无意志减退和增强、怪异行为、多动行为，有无刻板、仪式化或强迫行为，有无暴力行为和自杀、自伤行为，有无对立违拗或品行问题。

4.社会功能　患儿能否独立进食、洗漱、换衣、料理大小便、独立外出等。有无学习困难。有无言语障碍，能否进行有效言语交流。有无人际交往障碍，是否合群，是否主动与人交往和参与游戏活动等。

5.其他　有无不当家庭养育方式，家属对疾病有无不正确的认知和偏见，有无家庭矛盾和危机等。

（二）护理诊断

1.营养失调　与智力水平低下所致贪食、食欲减退及消化不良等有关。

2.有受伤的危险　与认知功能障碍有关。

3.卫生/穿着/进食/如厕自理缺陷　与智力水平低下有关。

4.社会交往障碍　与智力低下、丧失语言能力及缺乏社会行为能力等有关。

5.语言沟通障碍　与智能发育障碍有关。

6.父母角色冲突　与患儿智力水平低下、需要照顾增多有关。

（三）护理措施

1.生活护理　患儿智力低下缺乏自我照顾、自我保护的能力，护理人员要保证患儿正常的生活需求，如睡眠、饮食及活动环境等。密切观察患儿的进食情况、睡眠情况、大小便次数与性质及量是否正常，并针对所出现的问题进行护理干预。另外，要保证患儿良好的个人卫生状况，做好晨晚间护理。定期给患儿洗澡、更衣、理发、修剪指甲。

2.安全护理　患儿居住的环境应简单实用，随时排查有危险隐患的物品和设施，如锐器、火柴、药品等。房间窗户应有相应的安全措施，禁止患儿进行攀爬、打闹等危险活动。

3.教育训练

（1）生活自理能力训练：对精神发育迟滞患儿尽早进行教育、训练是非常重要的。医护人员及父母对患儿要有耐心，训练培养患儿一些必要的生活技能，如洗脸、洗澡、如厕、穿衣服、整理床褥、吃饭、收拾餐具、扫地等。

（2）语言功能训练：语言障碍和缺陷常常成为患儿思维和智力发展的障碍。重视对语言障碍和缺陷进行矫正，能使患儿能较好地进行沟通和社会交往。学校教育和家庭教育要密切配合，协同进行。

（3）劳动技能训练：劳动技能教育必须适合患者的智力水平和动作发展水平，注重现实性和适应性，重视安全教育及个体差异。从自我生活服务劳动培养开始，如洗脸、穿衣、吃饭、扫地等，逐渐进入社会生活服务劳动技术的培养。根据患者的生理、心理和疾病的差异，掌握每个人的特点，对其进行选择职业的指导。

4.药物治疗的护理　在药物治疗的过程中，应严格观察病情演变及用药后情况，及时处理不良反应。

5.健康教育　重点是针对家长和教师，使他们正确认识疾病特征和可能的预后。从患儿的实际发展水平出发，对患儿的发展前景寄予恰当的希望。指导和鼓励患儿多与外界接触、多说话、多练习，及时表扬和强化，提高患儿的学习兴趣和信心，切忌操之过急和对其歧视、打骂。

护理案例

患者，女，8岁，因学习成绩差就诊。患者2岁开始学步，2岁半开始学喊"爸爸""妈妈"。4岁时进幼儿园，但自我照顾能力比其他同龄儿童差。7岁入学，老师发现患者上课时能安静听课，但反应速度慢、记忆力差，经常不能独自完成课堂作业，需要老师辅导。家庭作业也需要母亲辅导才能完成。考试成绩不及格。在学校尊重老师，与同学和睦相处，遵守纪律。在家性格温顺，能听从父母的教育，能做整理被子、扫地等简单家务。韦氏儿童智力测验智商63。

请思考：

1. 患者可能的疾病诊断是什么？

2. 如何为该患者及家属开展健康教育？

第二节　儿童孤独症患者的护理

一、概述

儿童孤独症（autism）是广泛性发育障碍的一种类型，该病起病于婴幼儿期，主要表现为不同程度的社会交往障碍、语言发育障碍、兴趣狭窄和行为方式刻板，多数患者伴有智力障碍，预后差。国内流行病学调查儿童孤独症患病率1‰～2‰。男性患病率显著高于女性，男女患者比例为（2.3～6.5）：1。

（一）病因

孤独症的病因尚未阐明，可能与遗传因素、孕期及围生期并发症、神经解剖学、神经生化及免疫学因素等有关。

（二）临床表现

1.社会交往障碍　患者不能与别人建立正常的人际交往方式。没有目光对视，表情贫乏，缺乏期待父母和他人拥抱、爱抚的表情或姿态，或拒绝父母的拥抱和爱抚。在得到别人的关爱时也没有流露出愉快和满足感。分不清人际之间的亲疏关系，对待亲人和其他人都是同样的态度。不能与父母建立正常的依恋关系。如遇到不愉快的事情或受到伤害时，不会寻求父母的安慰。患者与同龄儿童之间难于建立正常的伙伴关系，在幼儿园多独处，不与同伴一起玩耍，没有观看其他儿童做游戏的兴趣，也缺乏参与其中的愿望。即使被迫与同伴在一起玩耍，也不会主动接触别人，更不能全心身地投入到集体活动之中。

2.语言交流障碍　语言发育明显落后于同龄儿童，这是多数患者就诊的主要原因。一般在两三岁时还不能说出有意义的单词和最简单的句子，不能用语言进行人际交流。四五岁开始能说单词，然后说出简单句子，但仍然不会使用代词，尤其是你、我、他等人称代词。患者讲话时也毫不在意别人是否在听，好像在自言自语。说话时语句单调平淡，缺乏抑扬顿挫和感情，很少注视对方的目光。不会主动地找人交谈，也不会向他人提出问题。常有模仿语言或刻板重复语言，如模仿曾经从电视里听到的句子，重复别人刚说过的话，或反复询问同样一个简单的问题。

3.兴趣狭窄、行为刻板　患者对正常儿童所热衷的活动、游戏、玩具都不感兴趣，却喜欢玩耍一些非玩具性的物品，如一段废铁丝、一个瓶盖，或观察转动的电风扇、下水道的流水等，可以持续数十分钟甚至几小时而不厌烦。经常固执地保持日常活动的程序。如每天吃同样的饭菜；在固定的时间和地方解大小便；定时上床睡觉，只用同样的被子和枕头；上学时要走相同的路线等。若这些行为活动程序被改变，患者则焦虑不安、不愉快、哭闹，甚至有反抗行为。部分患者还有重复刻板的拍手、捶胸、转圈、舔墙、跺脚等动作。

4.智力障碍　75%～80%的患者伴有不同程度的智力障碍。患者的智力障碍具有特征性，即智力的各方面发展不平衡，操作智商高于言语智商。由于代偿的机制，一些患者具有良好的机械记忆、空间视觉能力，如对日历、公交车时刻表、各种汽车名称等记忆力很好。患者的最佳能力与最差能力之间的差距非常大，但多数患者的最佳能力仍然低于同龄儿童。

5.精神症状　多数患者有注意缺陷和多动症状，约20%合并抽动症状，其他合并症状有：强迫行为，自伤行为，攻击和破坏行为，违拗，作态，性自慰行为，拔毛发行为，偏食、拒食、反刍及异食等进食问题，焦虑，恐惧，惊恐发作，幻觉，睡眠障碍。

【知识链接】

怎么能及早发现孩子有孤独症倾向

综合国内外专家对家长的建议，总结了七个重要的早期征兆。它们分别是：

1.孩子到了6个月大的时候：没有灿烂的笑容或者是高兴的表情；

2.到了9个月大的时候：没有和周围人互动的声音、笑容或者是面部表情；

3.到了12个月大的时候：对别人叫自己的名字缺乏反应；

4.到了12个月大的时候：没有婴儿语；

5.到了12个月大的时候：没有和周围人姿势上的互动，如指东西、让别人看一个东西、伸手去拿东西或者是招手；

6.到了16个月大的时候：没有语言；

7.到了24个月大的时候：不能说有意义的两字短语（模仿别人或者是重复别人说话的不算）。

（三）干预和治疗

1.康复训练和教育　康复训练是改善儿童孤独症核心症状、提高患者社会适应能力和生活质量的最有效方法。训练目标是促进患者的语言发育，提高社会交往能力，掌握基本生活技能和学习技能。在早期应该接受行为和发育方面的一对一强化训练，学龄前患者多数不能适应幼儿园的教育，可在康复机构或特殊学校接受康复治疗师和特殊教育教师等提供的康复训练和特殊教育。学龄期患者的语言交流能力和社交能力有所提高以后，部分患者可以到普通小学与同龄儿童一起接受教育，但仍有部分患者需要继续特殊教育。

2.心理治疗　多采用行为治疗。主要目的是强化已经形成的良好行为，对影响到接受教育和训练、社会交往或危害自身的异常行为，如刻板行为、攻击性行为、自伤或自残行为等予以矫正。

3.药物治疗　目前还缺乏能够改变孤独症的病程、改善核心症状的药物。若患者伴随的精神神经症状明显，或威胁到自身或他人安全，或严重干扰患者接受教育和康复训练、影响日常生活，可使用相应药物对症治疗。

二、儿童孤独症患者的护理

（一）护理评估

1.健康史　询问患儿既往的健康状况，是否患有某些躯体疾病。

2.生理功能　与同龄孩子比较，各项躯体发育指标如身高、体重是否达标；有无躯体畸形；运动功能是否受限，运动的协调性如何。

3.心理功能　有无感知觉的异常，是否对痛觉反应迟钝。是否有言语发育迟缓的各种表现，在言语的形式和运用上有无障碍；智力水平如何。有无焦虑、抑郁、恐惧、情绪不稳、易激惹、情感淡漠等异常情绪。是否对某些非玩具的物品感兴趣，是否对某些物品特别依恋；是否有某一方面的特殊爱好、兴趣和能力；有无刻板的生活习惯等。是否有某些奇怪的行为，是否显得多动，有无冲动攻击、固执违拗、重复刻板等行为。

4.社会功能　患儿是否依恋父母，对亲情爱抚是否有相应的情感反应；当父母离开或返回时有无相应的分离情绪和反应；是否能分辨亲疏；是否与小朋友交往、玩耍；接受新知识的兴趣和能力如何。患者能否自己进食、穿衣、如厕、利用公共设施等。

（二）护理诊断

1.营养失调（低于机体需要量）　与自理缺陷、行为刻板有关。

2.有受伤的危险　与认知功能障碍有关。

3.有暴力行为的危险　与情绪不稳有关。

4.卫生/穿着/进食/如厕自理缺陷　与智力低下、认知功能障碍有关。

5.社会交往障碍　与社交功能缺陷有关。

6.语言沟通障碍　与言语发育障碍有关。

（三）护理措施

1.生活护理　首先要保证患儿正常的生活需求，如睡眠、饮食及活动环境等。由于患儿存在认知功能障碍、语言发育障碍，护理人员要密切观察患儿的进食情况、睡眠情况，大小便次数、性质及量是否正常，并针对所出现的问题进行护理干预。其次，要保证患儿有良好的个人卫生状况，做好晨晚间护理。定期给患儿洗澡、更衣、理发、修剪指甲。

2.安全护理　由于患儿的认知功能障碍及情绪不稳，患儿可能出现暴力行为、自伤行为。护理人员要密切观察患儿的活动内容和情绪变化，找出不安全的隐患，做到心中有数。必要时由专人护理，控制活动区域，避免其接触危险物品。减少对患儿的不良刺激，若患儿的情绪激动、兴奋，将其安置在安静的环境中，给予恰当的引导，转移其注意力。应及时了解引起兴奋冲动的原因，避免同样事情的发生。在护理过程中，护理人员一定要保持耐心、态度和蔼，避免激惹患儿。

3.教育训练

（1）生活自理能力训练：根据患儿的智力及现有的生活技能状况，制定出一个具体明确的训练计划。将每一种需要训练的生活技能分解成若干个小单元动作，由简单到复杂。在训练过程中，要进行强化，即对每一个小小的进步都要及时地给予言语、行动、表情及物质上的奖励。鼓励患儿持续不断地完成每一项训练内容，直到掌握并固定下来，切不可半途而废。

（2）语言功能训练：语言沟通障碍作为孤独症患儿的特征症状之一，将影响患儿的社会适应能力，因此要尽力去训练。由于患儿的个体差异较大，训练应个体化。在言语训练中，根据患儿言语能力的水平，制定计划，从认物、命名到表述，从简单的音节到完整的句子，锻炼患儿用语言表达自己的需要。此外，还应经常带患儿接触社会、自然环境，使其在感知事物时进行言语功能的强化。

（3）人际交往能力训练：用一些患儿感兴趣的教材，要求其注意并正视说话人的脸，主动注视其目光，并逐渐延长注视时间，反复多次，并及时给予强化。帮助患儿学习姿势性语言如点头、摇头等，给患儿做出示范，要求其模仿，然后反复训练，直到能理解为止。与患儿建立亲密关系，观察和关心他的兴趣、爱好，做他感兴趣的事给他看。逐步扩大患儿交往范围，待患儿能参加集体游戏时，游戏内容要逐渐注入购物、乘车等日常活动，让患儿扮演不同角色，掌握各种角色的行为方式，学习各种社会规范，使他们逐渐学会如何与人进行交往，完成日常活动，为自立打好基础。

4.药物治疗的护理　服药时要耐心劝导患儿，服药后要检查口腔，确保药物服下。要使患儿按时服药，保证剂量的准确性，以免发生严重的不良后果。服药后要注意观察患儿的反应，若出现严重的不良反应，要立即汇报医生，进行相应的处理，同时安抚劝慰，避免患儿过分紧张。

5.健康教育　帮助家长认识到疾病的性质，讲解疾病的可能原因。减少家属对疾病的恐惧心理，以及自责和内疚感。告诉患儿家长，不要互相埋怨和指责，应正视现实，冷静和理智地接纳疾病，树立信心，与专业人员积极配合，共同训练和教育孩子。对患儿的训练需要长期不懈地进行，家长是最重要的训练员，护理人员要将训练方法、注意事项教给家长，使家长能独立操作。

护理案例

患者，男，12岁。患者幼儿期活动多，喜欢与小朋友追逐打闹，经常主动挑起事端、好冒险，不顾后果，不能安静下来看图书或听故事。进入小学后上课不能安静听讲，小动作多，手里总是不停地玩铅笔、格尺或橡皮等，把书本撕成一条一条的，坐在椅子上来回扭动。上课注意力不集中，常被老师提醒才能认真听一会儿。家庭作业拖拉，边做边玩耍，有始无终，需要大人督促才能完成。做题粗心大意，学习成绩差。经常遗失书本和其他物品。不受同学欢迎，不时与同学发生摩擦及打架事件。情绪不稳定，爱发脾气，不顺心不如意就生气摔东西。精神检查显示患者智力良好，注意检测显示失误率较高。

请思考：

1.患者可能的疾病诊断是什么？

2.针对该患儿，如何进行教育训练？

第三节　注意缺陷与多动障碍患者的护理

一、概述

注意缺陷与多动障碍（attention deficit and hyperactive disorder，ADHD），又称多动症，主要临床表现是明显的注意力不集中和注意持续时间短暂，活动过多和冲动，导致学习效率低下和人际交往困难。国内调查发现患病率为1.5%～10%，国外报道学龄儿童中患病率为3%～5%，男性多于女性，性别比为（4～9）：1。

（一）病因

本病的病因和发病机制尚不清楚，目前认为是多因素相互作用所致。可能与遗传、神经递质功能异常、神经解剖和神经生理异常、不良的家庭环境及心理社会因素等有关。

（二）临床表现

1.注意障碍　是本病最主要的症状。表现在听课、做作业或其他活动时注意难以持久，容易因外界刺激而分心，或常常不断从一种活动转向另一种活动。患者在活动中不能注意到细节，经常因为粗心发生错误。与人交谈时心不在焉，似听非听。经常有意回避或不愿意从事需要较长时间持续集中精力的任务，如课堂作业或家庭作业，也不能按时完成这些作业或指定的其他任务。患者平时容易丢三落四，经常遗失玩具、学习用品或其他随身物品，忘记日常的活动安排。

2.活动过多和冲动　患者经常显得很不安宁，小动作多，在座位上扭来扭去，在教室或其他要求安静的场合擅自离开座位，到处乱跑或攀爬，难以从事安静的活动或游戏，仿佛精力特别旺盛。在采取行动前缺乏思考、不顾及后果、凭一时兴趣行事，为此常与同伴发生打斗或纠纷，造成不良后果。在任何场合说话特别多，在别人讲话时插嘴或打断别人的谈话，在老师的问题尚未说完时便迫不及待地抢先回答，也会轻率地扰乱同伴的游戏，或不能耐心地排队等候。情绪不稳定，容易过度兴奋，也容易因受挫折而情绪低沉或出现反抗或攻击性行为。要求必须立即满足，否则就哭闹、发脾气。

3.学习困难　因为注意缺陷和多动症状影响了患者在课堂上的听课效果、完成作业的速度和质量，致使学业成绩低于其智力所应该达到的水平。

4.神经和精神的发育异常　患者的精细动作、协调动作、空间位置觉等发育较差。如翻手、对指运动、系鞋带和扣纽扣都不灵便，左右分辨也困难。少数患者伴有语言发育延迟、语言表达能力差等问题。智力测验显示部分患者的智商偏低，言语智商高于操作智商，注意力集中分量表得分较低。此外，患者常共患其他精神障碍。其中，共患品行障碍40%、焦虑障碍31%、抽动障碍11%、心境障碍4%。

【知识链接】

成人ADHD

儿童ADHD已为大家所熟悉，成人是否患ADHD？从20世纪70年代初开始，儿童精神病学家就关注到这个问题，目前成人ADHD已经得到精神病学界的认可。成人ADHD的临床表现与儿童相似，以注意缺陷和多动—冲动为主要表现，但症状表现有以下特点：

1. 持续性活动过多；

2. 注意缺陷；

3. 无条理性，不能完成工作；

4. 情绪不稳定；

5. 情绪爆发；

6. 情绪反应过度；

7. 冲动。

（三）治疗

根据患者及其家庭的特点制定综合性治疗方案。药物治疗能够短期缓解症状，对于疾病导致患者及其家庭的一系列不良影响则更多地依靠非药物治疗方法。

1. 心理治疗　主要采用行为治疗和认知行为治疗。行为治疗利用操作性条件反射的原理，及时对患者的行为予以正性或负性强化，使患者学会适当的社交技能，用新的有效的行为来替代不恰当的行为模式。认知行为治疗主要解决患者的冲动性问题，主要内容有：让患者学习如何去解决问题，预先估计自己的行为所带来的后果，克制自己的冲动行为，识别自己的行为是否恰当，选择恰当的行为方式。

2. 药物治疗　药物能改善注意缺陷，减轻活动过多症状，在一定程度上提高学习成绩，改善患者与同学和家长的不良关系。常用的药物有哌甲酯、托莫西汀。

3. 家长培训及学校干预　可采取单个家庭或多个家庭参与的小组形式，内容主要有：给父母提供良好的支持性环境，让他们学习和掌握解决家庭问题、与孩子共同制定明确的奖惩协定、有效地避免与孩子之间的矛盾和重读等技巧，掌握使用阳性强化方式鼓励孩子的良好行为，使用惩罚方式消除孩子的不良行为的正确方法。教师需要针对患者的特点进行教育，避免歧视、体罚或其他粗暴的教育方法，恰当运用表扬和鼓励的方式提高患者的自信心和自觉性，通过语言或中断活动等方式否定患者的不良行为，课程安排时要考虑给予患者充分的活动时间。

二、注意缺陷与多动障碍患者的护理

（一）护理评估

1. 健康史　询问患儿既往的健康状况，有无较正常儿童易于罹患某些疾病。

2. 生理功能　与同龄孩子比较，各项躯体发育指标如身高、体重是否达标；有无躯体畸形；有无饮食障碍；有无营养失调及睡眠障碍；有无受伤的危险。

3.心理功能　患者是否在上课时注意力涣散，注意力是否容易受外界干扰，有无记忆力和智能障碍。有无焦虑、抑郁、恐惧、情绪不稳、易激惹、情感淡漠等异常情绪。与同龄儿童相比，活动量是否明显增多，在应该安静的场合能否安静下来，是否有过分不安宁或小动作多。控制力是否变差，是否容易受外界刺激而兴奋，行为是否冲动，有无做事不顾后果、喜欢冒险等行为；有无撒谎、偷窃、逃学等品行方面的问题；伙伴关系是否良好；有无自尊低下、自卑心理等。

4.社会功能　有无穿衣、吃饭、洗澡、大小便不能自理等。有无学习困难，学习成绩如何；有无言语沟通障碍；有无自我控制力、自我防卫能力下降；有无人际交往障碍，是否合群。

（二）护理诊断

1.营养失调：低于机体需要量　与活动过度有关。

2.有受伤的危险　与情绪不稳、活动障碍有关。

3.有暴力行为的危险　与情绪不稳有关。

4.卫生/穿着/进食/如厕自理缺陷　与活动过度、注意缺陷有关。

5.社会交往障碍　与注意缺陷、多动有关。

（三）护理措施

1.生活护理　观察患儿的进食、睡眠、大小便是否正常，根据存在的问题进行护理干预。给予高热量、高维生素的食物，保证每日水的摄入量，同时培养患儿按时进食的习惯。对于年龄较小或生活自理能力较差的患儿，做好日常生活护理，注意冷暖，保证良好的卫生状况，定期给患儿洗澡、更衣、理发、修剪指甲。合理安排作息时间，保证充足的睡眠，培养良好的生活习惯及规律。

2.安全护理　稳定患儿的情绪，保证安全。专人护理，控制活动区域，避免接触危险物品。密切观察情绪的变化，出现意外的征兆时及时给予控制。如患儿情绪激动时，避免激惹，耐心说服；引导患儿以正当的方式疏泄愤怒与不满；必要时给予保护。避免患儿从事竞争性较强或冒险的游戏，并向其讲解活动中存在的危险性。

3.教育训练

（1）生活自理能力训练：护理人员除了协助和督促患儿做好晨晚间护理外，还应在生活自理能力方面给予指导和训练，如患儿严格遵守作息时间，保持个人卫生，培养饭前、便后洗手，晨晚间洗漱的良好习惯等。

（2）注意力的训练：通过游戏、比赛等形式对患儿的注意力进行训练，使其集中注意力的时间逐渐延长，注意障碍逐渐改善。父母也可以依据孩子的情况制定计划，并随着症状的改善做相应的调整。比如，孩子不到6岁，注意力最多能维持5分钟，父母不妨给他拟定一个"10分钟计划"，告诉孩子：无论玩玩具、画画还是看书，都必须坚持10分钟。如果孩子能坚持10分钟，父母就给他拟定一个"15分钟计划"。目标不要设得太高，否则会让孩子看不到希望，对训练不利。

4.药物治疗的护理　指导患儿遵医嘱按时服药，密切观察服药情况，以及服药后的表现，提高患儿的依从性。

5.健康教育　使家长和老师明确患儿所患疾病的性质，避免歧视、粗暴对待、打骂患儿。严格管理，建立简单的规矩，培养良好的习惯，如一心不能二用、吃饭时不能做其他事情、写作业时不能玩耍等，培养其有始有终的良好习惯。在训练中要有耐心，不断给予强化鼓励。加强家庭、学校的联系，共同教育。

第四节　儿童少年期情绪障碍患者的护理

一、概述

儿童少年期情绪障碍（emotional disorders of childhood and adolescence）是一组特发于儿童少年期，以心理社会因素为主要因素，表现为焦虑或恐惧情绪的精神障碍。患儿自身感到痛苦或影响了他们的日常生活和学习，病程多呈短暂性。国内调查显示各类情绪问题的发生率为17.7%，女性患者较男性多，城市患病率高于农村。

（一）病因

遗传易感素质，幼儿期养成的胆怯、敏感或过分依赖的习惯，家长对儿童过度保护或过分苛求、态度粗暴等家庭教育方式不当，儿童躯体疾病等因素均使儿童容易产生情绪问题。当儿童遇到一些心理应激因素，如打架、受严厉批评、学习负担过重、紧张疲劳、初次上幼儿园、新学期开始、转学等可促使发病。

（二）临床表现

1.儿童分离性焦虑障碍　指儿童与他所依恋的对象分离时产生过度焦虑情绪，依恋对象多是患儿的母亲，也可能是祖父母、父亲、其他抚养者或照管者。多起病于6岁以前，主要表现为与其亲人离别时出现过分的焦虑、惊恐不安，担心亲人可能遭受意外，害怕他们一去不复返；过分担心当依恋对象不在身边时自己会走失或出现其他不良后果；或因害怕分离而不想上学，甚至拒绝上学；也可表现在分离时或分离后出现头痛、恶心、呕吐等躯体症状，或烦躁不安、发脾气、哭喊、痛苦、淡漠、社会性退缩等症状。

2.儿童恐怖症　指儿童不同发育阶段特定的异常恐惧情绪。表现为对日常生活中一般客观事物和情境产生过分的恐惧情绪，出现回避、退缩行为，影响正常生活、学习和社交活动。

3.儿童社交焦虑障碍　指对新环境或陌生人产生恐惧、焦虑情绪和回避行为。在新环境中，或与陌生人，包括同龄人交往时，持续性紧张不安，过分害羞，过分关注自己的行为；进入新环境时过分纠缠父母、尾随父母、与父母寸步不离，或哭喊、发脾气、不语、退缩、冷漠。但患者与家人或熟悉者在一起时社交关系良好。

（三）治疗

治疗原则以心理治疗为主，配合短期使用小剂量抗焦虑药或抗抑郁药。

1.心理治疗　根据患者发病因素和症状特征，采取相应的心理治疗。主要心理治疗方法有支持性心理治疗、家庭治疗和行为疗法。在治疗中要耐心教育引导，帮助患儿克制情绪上的障碍，树立勇敢、坚强、健全的性格，鼓励他们积极参加集体活动，改善情绪，增进交往，使他们能更好地适应环境。同时要帮助家长改变不良的教养方式，让患者的父母尽量给予更多的感情交流和支持，以减少对患儿心理上的不良影响。

2.药物治疗　常选用抗焦虑药，如地西泮、艾司唑仑等，也可选用三环类抗抑郁剂如多塞平、丙咪嗪等。病情缓解后逐渐减少药物剂量，酌情停药，一般不需要长期用药。

二、儿童少年期情绪障碍患者的护理

（一）护理评估

1.健康史　询问患儿既往的健康状况，有无较正常儿童易于罹患某些疾病。

2.生理功能　评估患儿生理功能是否正常，有无饮食障碍、睡眠障碍，有无躯体疾病等。

3.心理功能　评估患儿的主要情绪特征，有无焦虑、抑郁、恐惧、情绪不稳、易激惹、情感淡漠等异常情绪，程度如何。情绪特征是否属于正常范围，是否符合年龄发展水平。

4.社会功能　与同伴的交往、学习能力和学业表现如何；家庭是否和睦，父母教养方式是否合理，环境是否安全等。

（二）护理诊断

1.焦虑　与父母分离有关。

2.恐惧　与对客观事物的恐惧有关。

3.有暴力行为的危险　与异常情绪有关。

4.应对无效　与不能进行有效沟通有关。

5.社会交往障碍　与对社交产生的焦虑情绪有关。

（三）护理措施

1.创造良好的训练环境　尽量消除环境中的不利因素，防止过多的环境变迁与刺激，对环境中有可能发生变化时提前告诉患儿。与学校联系，了解患儿是否存在学习困难、怕考试等问题，取得校方的理解，创造一个良好的学习环境，尽可能解除患儿的精神压力，促进患儿建立自尊心和自信心。

2.心理护理　以耐心、关爱、同情及温和的态度接触患儿，取得患儿的信任，与患儿交朋友，使其愿意倾诉自己的痛苦与烦恼。耐心倾听患儿诉说自己的内心体验，对其痛苦表示同情和理解，指导患儿学会适应环境，增强克服情绪障碍的信心。

3.治疗过程的护理　严格执行各项医嘱，督促服药，协助医生开展各项心理行为治疗。

4.健康教育　向患儿家长宣传有关儿童精神卫生知识，不要以离别要挟孩子，避免打骂和责怪。对孩子的微小进步要给予充分肯定，锻炼孩子的独立社交能力，切忌过分地溺爱或恐吓。帮助孩子培养健全的人格，鼓励孩子多参加集体活动、增进交流；从小送幼儿园，让孩子增加与人接触的机会。不要在他人面前训斥孩子，以免增加其逆反心理。切忌将患儿独自关闭在家中与社会隔绝。教会家属用药知识，随时观察药物的不良反应。

第五节 青少年品行障碍患者的护理

一、概述

品行障碍指儿童少年期反复出现的持久的反社会性行为、攻击性行为和对立违抗性行为，这些异常行为严重违反了相应年龄的社会规范，较之正常儿童的调皮或少年的逆反行为更为严重。国内调查发现，患病率为1.45%～7.35%，男性患者多于女性，男女之比为9∶1，患病高峰年龄为13岁。

（一）病因

本病由生物学因素、家庭因素和社会环境因素相互作用引起。

（二）临床表现

1.反社会性行为 指一些不符合道德规范和社会准则的行为。表现为偷窃贵重物品；勒索或抢劫他人钱财；强迫他人与自己发生性关系，或有猥亵行为；对他人进行躯体虐待或伤害；故意纵火；经常逃学、离家出走，不顾父母的禁令而经常在外过夜；参加社会上的犯罪团伙，从事犯罪行为等。

2.攻击性行为 表现为对他人的人身或财产进行攻击。如经常挑起或参与斗殴，采用打骂、折磨、骚扰或长期威胁等手段欺负他人；虐待弱小、残疾人和动物；故意破坏他人或公共财产等。男性患者多表现为躯体性攻击，女性则以语言攻击为多。

3.对立违抗性行为 指对成人，尤其对家长的要求或规定不服从、违抗或挑衅，多见于10岁以下儿童。表现为并非为逃避惩罚而经常说谎，暴怒或好发脾气，喜欢怨恨和责怪他人、好记仇或心存报复，与人争吵、与父母或老师对抗，故意干扰别人，违反校规或集体纪律，不接受批评等。

4.合并问题 常合并注意缺陷与多动障碍、抑郁、焦虑、情绪不稳或易激惹，也可伴有发育障碍，如语言表达和接受能力差、阅读困难、运动不协调、智商偏低等。品行障碍患儿一般以自我为中心，好指责或支配别人，故意招人注意，为自己的错误辩护，自私自利，缺乏同情心等。

（三）治疗

主要方法是针对患儿及其家庭的心理与行为治疗，并且在儿童少年出现品行障碍早期及时发现家庭和社会的相关危险因素，采用积极的干预措施。目前尚无特殊药物治疗，可视具体情况分别给予对症治疗。如冲动、攻击性严重者可用小剂量氯丙嗪、氟哌啶醇或卡马西平治疗；对活动过多者可选用哌甲酯等中枢兴奋剂；对情绪焦虑、抑郁明显者，可选用抗焦虑和抗抑郁药物。

二、青少年品行障碍患者的护理

（一）护理评估

1.健康史 询问患儿既往的健康状况，有无较正常儿童易于罹患某些疾病。

2.生理功能 与同龄孩子比较，躯体发育指标如身高、体重有无异常；有无躯体畸形和功能异常；有无饮食障碍、睡眠障碍；有无受伤的危险；有无容易感染等。

3.心理功能 有无注意力、记忆和智能方面的障碍，有无焦虑、抑郁、恐惧、情绪不稳、易激惹、情感迟钝等异常情绪，有无自卑心理，观察患儿在与伙伴相处的活动中有无冲动行为，遵守社会秩序的情况，是否有逃学、离家出走的现象。

4.社会功能　有无穿衣、吃饭、洗澡、大小便不能自理；有无现存或潜在的学习困难；有无言语沟通困难；有无自我控制力、自我防卫能力下降；有无人际交往障碍，是否合群。

5.其他　有无家庭养育方式不当、父母不称职，家长对疾病有无不正确的认知；父母与患儿是否有情感的认同、有无沟通和感情的交流；有无现存或潜在的家庭矛盾和危机；家庭能否实施既定的治疗方案。

（二）护理诊断

1.有感染的危险：皮肤破损　与攻击性行为及使用毒品有关。

2.有暴力行为的危险　与反社会行为及攻击性行为有关。

3.社会交往障碍　与对抗性行为有关。

（三）护理措施

1.创造良好的训练环境　利用各种机会让患儿与其他同伴相处，引导患儿正确与他人交往，使其体会各种交往方式的不同感受，促使其改善交往方式；鼓励患儿参加有一定约束力的集体活动，让其共同参与制定活动规则，并要求其严格执行，通过阳性强化训练其自我控制能力。

2.心理护理　以耐心、关爱、同情、包容的态度与患儿建立良好的护患关系，取得患儿的信任和合作。帮助患儿建立正确的人生观和价值观，通过事例、榜样，特别是现身说法来影响和教育，努力转变其不正确的观念。

3.行为矫正

（1）对攻击行为的矫正：将有攻击行为的患儿，有意地放在团结友爱、文明礼貌的学生集体之中，以达到减少他们攻击行为的目的。患儿的攻击行为是为了自我显示，目的是想引起旁人注意，我们可以暂时不加理会其攻击行为，使其得不到他人的关注。同时，应及时表扬他们有积极意义的行为，使之得到强化。引导患儿用非武力方式解决问题，同时学会忍让。

（2）对说谎的矫正：减少说谎的机会，因为许多谎话是患儿为了逃避惩罚，所以要注意教育方法，既要有严格的纪律，也要给孩子一定程度的自由，创造讲真话的环境。当患儿说谎时，要立即提出批评；在患儿做到不再欺骗时，及时给予表扬。

（3）对不良习惯的矫正：选择一个恰当的行为来替代自己某种坏习惯，直到坏习惯消除。患儿自己参与制定计划和目标，并做好记录，达到目标要自我表扬和鼓励。

4.药物治疗的护理　让家长和患儿理解药物治疗的好处和可能的副作用，消除顾虑，配合医生治疗；告知家长应与医护人员保持联系，定期接受咨询。

5.健康教育　讲解疾病的性质，使患儿和家长对病态的行为有正确的认识。通过教育使家长认识到家庭环境对患儿发病的重要影响，同时掌握正确的教育方式，引导患儿学会正确的社会规范和行为准则，确立正确的是非观念和道德观念，学会正确处理个人与他人、个人与家庭、个人与社会的关系。

练习题

一、选择题

1. 当前对儿童孤独症最有效、最主要的治疗方法是（　　）。

　　A. 教育和训练　　　　　　　　B. 认知心理治疗　　　　　C. 药物治疗

　　D. 心理治疗加药物治疗　　　　E. 行为治疗

2. 下列关于精神发育迟滞的描述，不正确的是（　　）。

　　A. 智力发育低下　　　　　　　　B. 社会适应困难

　　C. 起病与生物、心理及社会因素有关　　D. 属于广泛性发育障碍

　　E. 起病于大脑发育成熟以后

3. 下列关于儿童孤独症典型症状的描述中，不正确的是（　　）。

　　A. 语言发育障碍　　　　　　　　B. 人际交往障碍　　　　　C. 兴趣范围狭窄

　　D. 行为方式刻板　　　　　　　　E. 感知觉异常

4. 以下哪项是重度精神发育迟滞的表现？（　　）

　　A. 简单生活可自理　　　　　　　B. 训练后能够完成简单体力劳动

　　C. 完全没有语言能力　　　　　　D. 智商在20～34　　　　　E. 有一定社交能力

5. 关于儿童多动症，下列描述错误的是（　　）。

　　A. 患儿存在明显注意力集中困难　　B. 与遗传因素有关

　　C. 患儿多有神经系统发育不成熟　　D. 女孩多于男孩

　　E. 宜采用综合性治疗方法

6. 对有暴力、自伤行为的患儿，最重要的护理措施是（　　）。

　　A. 由专人护理，注意安全　　　　B. 满足其生理需求　　　　C. 语言训练

　　D. 心理治疗　　　　　　　　　　E. 隔离、约束

7. 通常对精神发育迟滞的最主要治疗是（　　）。

　　A. 照管、训练、康复　　　　　　B. 抗精神病药物治疗　　　C. 行为治疗

　　D. 增智药物治疗　　　　　　　　E. 认知治疗

8. 患者，14岁，幼时讲话、走路发育稍慢。进入小学后发现其学习较困难，但尚能勉强通过。进入中学后，学习明显跟不上，数学尤其差。上课有时自说自话，离开课堂。该患者被诊断为轻度精神发育迟滞，其治疗目标应是（　　）。

　　A. 获得实践技巧，学会实用的阅读和计算能力，在指导下适应社会

　　B. 学会简单的人际交往，养成卫生习惯，学习简单的手工技巧

　　C. 通过强化重复训练，提高生活自理能力，从事简单、重复的体力劳动

　　D. 药物治疗控制行为紊乱

　　E. 坚持不同义务制教育，使之成为有一定社会竞争力的人

9. 精神发育迟滞的临床特征是（　　　）。

    A. 日常生活不能自理　　　　　　　　B. 学习成绩差

    C. 智力发育低下和社会适应困难　　　D. 情感与行为幼稚

    E. 思维和语言贫乏

10. 轻度精神发育迟滞的智商是（　　　）。

    A. 70～85　　　　　　　　B. 50～69　　　　　　　　C. 55～70

    D. 35～49　　　　　　　　E. 45～59

11. 多动症的最主要症状是（　　　）。

    A. 活动过度　　　　　　　　B. 学习困难　　　　　　　　C. 注意障碍

    D. 品行障碍　　　　　　　　E. 精细协调动作笨拙

12. 多动症药物治疗首选（　　　）。

    A. 匹莫林　　　　　　　　B. 苯丙胺　　　　　　　　C. 可乐定

    D. 氯米帕明　　　　　　　　E. 哌甲酯

二、思考题

1. 简述精神发育迟滞的分度和临床表现。

2. 简述儿童多动症的临床表现。

3. 简述儿童孤独症的临床表现。

4. 简述孤独症患儿的护理措施。

参考文献

[1] 褚梅林，井霖源. 精神科护理学[M]. 北京：北京大学医学出版社，2019.

[2] 熊黎. 精神科护理[M]. 2版. 北京：中国中医药出版社，2018.

[3] 井霖源. 精神科护理[M]. 3版. 北京：人民卫生出版社，2018.

[4] 刘哲宁，杨芳宇. 精神科护理学[M]. 4版. 北京：人民卫生出版社，2017.

[5] 井霖源. 精神科护理[M]. 2版. 北京：人民卫生出版社，2014.

[6] 于丽丽. 精神科护理学[M]. 济南：山东人民出版社，2014.

[7] 郝伟，于欣. 精神病学[M]. 7版. 北京：人民卫生出版社，2013.

[8] 阚瑞云，韩永惠. 实用精神科护理学[M]. 郑州：郑州大学出版社，2014.

[9] 马帮敏. 精神科护理[M]. 北京：中国中医药出版社，2015.

[10] 张道龙. 精神障碍诊断与统计手册[M]. 北京：北京大学医学出版社，2016.

[11] 张雪峰. 精神障碍护理学[M]. 2版. 北京：高等教育出版社，2010.

[12] 中华医学会精神科分会. 中国精神障碍分类与诊断标准[M]. 3版. 济南：山东科学技术出版社，
2001.

[13] 全国护士执业资格考试用书编写专家委员会. 全国护士执业资格考试指导选择题集[M]. 北京：人
民卫生出版社，2012.

[14] 罗先武，王冉. 全国护士执业资格考试轻松过[M]. 北京：人民卫生出版社，2018.